Jerome Rotgans

Band 19

Die Quintessenz des Mundgeruchs

Die Quintessenz des Mundgeruchs

Priv.-Doz. Dr. Jerome Rotgans
Zentrum für ZMK-Heilkunde, Tübingen

quintessenz pockets

Satz und Druck: Druckerei Hellmich KG, Berlin
Buchbinderei: Lüderitz & Bauer GmbH, Berlin
Printed in Germany
ISBN 3 87652 806 2

Inhaltsverzeichnis

1 Einleitung

Übelriechende Atemluft (Halitosis) und atypischer Mundgeruch (Foetor ex ore) sind Krankheitsbilder, die häufig als Primäranzeichen oder als Begleitsymptome verschiedenster Erkrankungen der Mundhöhle und anderer Organsysteme in Erscheinung treten. Die Ursachen der Gerüche aus der Mundhöhle sind vornehmlich im Zahnsystem selbst zu suchen; Speichelsekretion, Zunge, Lippen und Mundschleimhäute können beteiligt sein. Erkrankungen der mit der Mundhöhle in Verbindung stehenden Nebenhöhlen und Organe können ebenso zur Foetorentstehung beitragen, wie Erkrankungen der Respirationsorgane und des Digestionstraktes. Anhaltspunkte für geklagten Atemgeruch geben Erkrankungen des uropoetischen Apparates, des hämatopoetischen Systems, Stoffwechselstörungen, Lebererkrankungen und Störungen im Vitaminhaushalt. Schließlich kann der Atem infolge Ausscheidung gewisser Nahrungsbestandteile oder Medikamente durch die Speicheldrüsen einen spezifischen Geruch annehmen.
Eine Therapie kann nur kausal sein. Für den Zahnarzt ist dabei die Klärung möglicher Ursa-

chen in der Mundhöhle selbst und deren Beseitigung besonders wichtig.
Zahlreiche Mittel werden als Adjuvantien angeboten, welche die Symptome von Foetor ex ore und Halitosis beeinflussen sollen. Aber nur vereinzelt liegen im Schrifttum diskrete Hinweise einer tatsächlichen Wirkung vor.
Die vorliegende Arbeit hat es sich zum Ziel gesetzt, den Foetor als Komplex klinisch zu untersuchen, experimentell zu analysieren und neue Wege zu seiner Beseitigung aufzuzeigen.
Bewußt ist darauf verzichtet worden, den Lesefluß durch viele Literaturhinweise zu hemmen. Nur dort, wo unbedingt erforderlich (z. B. um kontroverse Meinungen adäquat darstellen zu können), wurde in sehr geringem Umfang das Schrifttum zitiert.
Für darüber hinaus Interessierte wird auf die Originalarbeit – die Habilitationsschrift – verwiesen.

2 Ursachen von Foetor ex ore und Halitosis

2.1 Allgemeine Aspekte

Die zwischenmenschlichen Beziehungen werden durch eine Vielzahl von Faktoren beeinflußt. So wird z. B. jemand mit angenehmem Äußeren im allgemeinen auch bevorzugt behandelt. Körperliche Behinderungen dagegen können der Grund für Kontaktschwierigkeiten sein, die sich aber nach Korrektur teilweise oder vollständig beheben lassen und so den betroffenen Menschen von dieser Belastung befreien. Abstehende Ohren, eine verunstaltende Narbe, zu stark oder unterentwickelte Brüste, übermäßige Behaarung, Abweichungen vom „Normal-Profil" können ein Leben entscheidend beeinträchtigen.
Solche Abweichungen lassen sich häufig chirurgisch korrigieren, wodurch diese morphologischen Merkmale verändert werden und so den „Patienten" zum „normalen Menschen" machen.
Es gibt jedoch auch körperliche Behinderungen, die einen nicht weniger gravierenden Einfluß auf das Verhältnis zum Mitmenschen haben können, bei denen aber eine chirurgische

Therapie nicht möglich ist. Hierzu gehören Mund- und abnormer Körpergeruch. Beide können sich sehr negativ auf den Kontakt zum Mitmenschen auswirken und dadurch eine normale Persönlichkeitsentfaltung verhindern.

Mundgeruch läßt sich fast immer beseitigen. Er ist an sich keine Erkrankung, wohl aber das Symptom einer Vielzahl abweichender und manchmal auch physiologischer Faktoren von zumeist harmloser Natur, die aber ebenso schwerwiegender Art sein können. In Lehrbüchern ist eine umfassende Übersicht über die Erscheinungsformen und Ursachen des Mundgeruchs selten zu finden. Zweifellos steht dies in Zusammenhang mit der geringen Rolle, die der Geruch in unserem gnostischen und analytischen Denken spielt. Wäre der moderne Mensch mit dem Geruchssinn eines Hundes ausgestattet, läge die Bewertung der Geruchsempfindungen wohl anders. Dabei ist das menschliche Geruchsvermögen weniger schlecht ausgebildet, als es den Anschein hat.

Kleinkinder – die Geruchsschleimhaut zeigt einige Regressionen mit zunehmendem Alter – können mit ihrem Geruchssinn manchmal eindeutig bestimmen, wem ein Taschentuch gehört: Vater, Mutter oder ihnen selbst.

Als Beweis für unser undifferenziertes Denken hinsichtlich des Geruchsvermögens: „Riechen“ (= Dunst perzipieren) und „duften“ (= Geruch abgeben) werden oft wechselweise verwandt; „Diese Blume riecht gut", müßte korrekt heißen: „Diese Blume duftet gut". Andererseits erlauben die Qualitätsbegriffe „duften", „riechen" und „stinken" auch eine gewisse Geruchsquantifizierung.

Nachstehend werden vor allem pathologische Gerüche beschrieben, wobei zwischen übelriechender Atemluft oder üblem Atemgeruch („Halitosis"; halitus = Atem, Ausdünstung, Duft. Englisch: foul, objectionable breath) und dem atypischen Mundgeruch von unangenehmem Charakter („Foetor ex ore" = übler Mundgeruch. Syn.: Kakostomie. Englisch: oral malodor, offensive, objectionable, disagreeable odor) unterschieden wird.

Die Begriffe „Foetor ex ore" und „Foetor narium" werden oft wechselweise verwandt. Der Begriff „Foetor ex ore" hat sich stärker eingebürgert. Die beiden Phänomene sollten aber getrennt betrachtet werden.

Unter normalen physiologischen Bedingungen ist der menschliche Atem etwas süßlich und nach außen hin kaum wahrnehmbar. Dieser Geruch ist abhängig von der Tageszeit, der Speichelflußrate, der oralen Mikroflora und von physiologischen Prozessen, wie z. B. der Menstruation (vor allem bei Dysmenorrhoe; auch treten prämenstruell häufig unangenehme moschusartige Gerüche auf).

Ein häufiges Begleitsymptom dabei ist ein schlechter Geschmack. Wird einem Menschen bewußt, daß seine Atemluft und/oder sein

Mundgeruch ein „Handicap“ darstellen können, ist das Auftreten einer Neurose nicht auszuschließen.
Andererseits vermag gerade die Nervosität vor einer Prüfung, – ja, auch dem ersten Rendezvous! – und vor anderen Belastungen oder Aufregungen eine sonst nicht vorhandene Geruchsbildung auszulösen, worauf jedoch nur in wenigen Veröffentlichungen eingegangen wird. Auch wird berichtet über Halitosis in Zusammenhang mit Globus hystericus.
Mit fortschreitendem Alter wird der Geruch „schwerer“ und intensiver und ist sehr häufig unangenehm, schließlich im Senium bisweilen widerwärtig, und zwar besonders bei Frauen, selbst bei guter Mundhygiene.
Kleine-Natrop (1955) untersuchte bei 11626 Personen aus 40 Berufssparten, deren Alter zwischen 14 und 69 Jahren lag, die Qualität der Atemluft. Die Häufigkeit von Mundgeruch war bei Männern und Frauen etwa gleich groß. In der Altersgruppe bis zu 20 Jahren wurde Foetor ex ore bei etwa 8% der Untersuchten beobachtet. Mit zunehmendem Alter stieg dieser Prozentsatz von 15% bei den 20jährigen auf 24% bei den 70jährigen. Mancher Autor vertritt die Ansicht, daß der Mundgeruch meist nur durch *eine* Ursache hervorgerufen wird, es jedoch durchaus möglich ist, daß eine Halitosis z. B. infolge Mundatmung mit einem Foetor ex ore interferieren kann, wobei der Foetor häufig stärker in Erscheinung tritt.

Es gibt in der Literatur keinerlei Übereinstimmung hinsichtlich der relativen Bedeutung der Mundhöhle als Entstehungsraum von Foetor; allerdings muß wohl bei mehr als 90% aller Fälle die Ursache in der Mundhöhle selbst gesucht werden (vgl. auch Abb. 1). Es waren zuerst *Sulser* et al. (1939), die eine umfassende Übersicht über die flüchtigen geruchsbildenden Bestandteile der Atemluft publizierten. Sie fanden heraus, daß von 200 Probanden einer Versuchsgruppe 56% an Halitosis litten, wobei mit einem Anteil von 47% die Ursache innerhalb der Mundhöhle zu finden war. Gleiches berichteten *Brening* et al. (1939), nach deren Angaben 85% der Geruchsanteile der normalen Atemluft aus der Mundhöhle stammen. *Kleeberg* (1971) beziffert diesen Anteil auf 90%.

Mundgeruch ist morgens stärker als im weiteren Verlauf des Tages. Dies hängt wahrscheinlich zusammen mit der Ansammlung und Putrefaktion (= fauliger Zerfall) von Epithelialzellen und Nahrungsresten sowie Alterationen, die der bukko-pharyngeale Schleim während der Nacht erleidet. Der verringerte Speichelfluß während des Schlafes begünstigt ebenfalls die Putreszenz (Fäulnis). Speichel von Personen mit Parodontopathien zersetzt sich schneller in übelriechende Komponenten als solcher gesunder Patienten. Ebenso neigen Patienten mit Mundatmung und einem starken Zungenbelag zu intensiverem Mundgeruch.

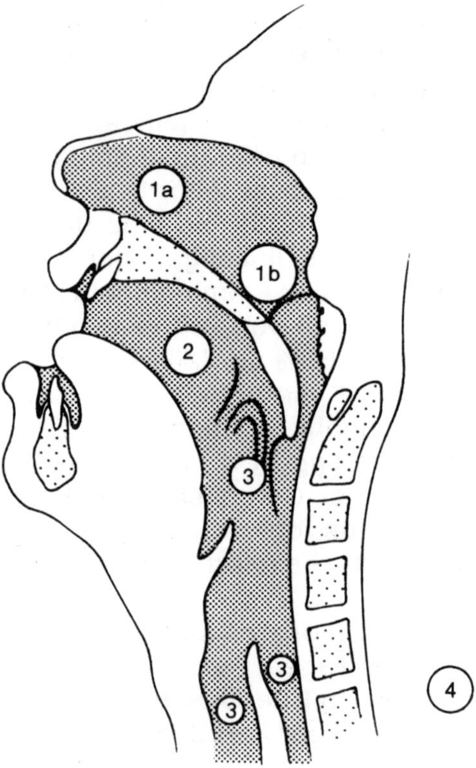

Abb. 1 *Entstehungsorte von Foetor ex ore. Die Größe der Kreise korrespondiert in etwa mit der Ursachenfrequenz (De Witt 1966).*
Die Ziffern verweisen auf die Textabschnitte:
1 a = Adenoiditis (vgl. 2.2.1.2.1)
1 b = Chronische Entzündungen der Nasennebenhöhlen und chronische Rhinitis posterior (vgl. 2.2.1.2.2)
2 = Intraorale Ursachen (vgl. 2.3)
3 = Abweichungen im Pharynx (vgl. 2.2.2), Tractus respiratorius (vgl. 2.2.3) und Tractus digestivus (vgl. 2.2.4)
4 = Extraorale Ursachen (vgl. 2.2)

Aus extraoralen Quellen stammende Gerüche lassen sich weder durch die Beseitigung oraler Retentionsstellen noch durch eine gute Mundhygiene beeinflussen. *Burket* (1971) bezeichnet daher die übelriechende Atemluft, deren Ursache in den Lungen oder Atemwegen liegt, als „echte Halitosis".
Eine wirksame Beeinflussung oder Beseitigung bedingt eine begleitende Untersuchung durch den Arzt.
Gerüche aus den Lungen lassen sich einfach feststellen, indem der Patient seine Lippen schließt und kräftig durch die Nase bläst. Wird während dieses Testes kein Geruch wahrgenommen, so stammt dieser wahrscheinlich aus dem oralen Bereich. Dies wiederum kann dadurch kontrolliert werden, daß der Patient seine Nasenflügel zusammendrückt und vorsichtig durch den Mund exspiriert.
Auch Proben aus den Belägen der Zahnzwischenräume und von Zungenbelag können zur olfaktorischen Untersuchung entnommen werden.

2.2 Extraorale Ursachen

2.2.1 Abweichungen in der Nase und den Nasennebenhöhlen

2.2.1.1 Corpora aliena

Entzündungsprozesse im Vestibulum nasi verursachen bei Erwachsenen nur selten Foetor.
Bei Kindern mit starkem Foetor, vor allem bei diagnostizierter einseitiger Rhinorrhoe, besteht Verdacht auf ein Corpus alienum (Erbse, Bohne, Glasmurmel usw.).

2.2.1.2 Entzündliche Prozesse

Weit häufiger, wahrscheinlich am häufigsten, entsteht Foetor in der hinteren Nasenhälfte (regio respiratoria nasi) und im Nasopharynx. Beide bilden einen wichtigen Resonanzraum, der nur mit einer relativ kleinen Öffnung über das Limen nasi mit dem Vestibulum in Verbindung steht. Zum Pharynx hin kann dieser Hohlraum durch den weichen Gaumen abgeschlossen werden. Beim Sprechen ist dieses Palatum molle in heftiger Bewegung, wobei dort schnell wechselnde Druckunterschiede mit unregelmäßiger Luftbewegung entstehen. Diese Luftbewegung setzt einen Geruch frei, vergleichbar einer Pfütze mit abgestandenem Wasser, aus der erst dann übelriechende Dünste entweichen, wenn man darin herumrührt.

In diesem Nasen-Rachen-Raum laufen oft entzündliche Prozesse ab, die Auslöser eines Foetors sein können. Dieser macht sich beim Entweichen der Luft aus der Mundhöhle, besonders beim Sprechen, bemerkbar. An entzündlichen Prozessen lassen sich unterscheiden:

2.2.1.2.1 Adenoiditis

Diese extrem häufig auftretende Erkrankung ist meist die Ursache eines „beängstigenden" Foetor ex ore, den viele Kinder mit Erkrankungen des Waldeyer'schen Ringes verbreiten.

2.2.1.2.2 Chronische Entzündungen der Nasennebenhöhlen und chronische Rhinitis

Diese Erkrankungen lassen sich oft bei Erwachsenen, vor allem bei älteren Patienten, diagnostizieren; chronische Rhinitis zumeist in der hinteren Nasenhälfte. Dabei berichten die Patienten über einen sogenannten „post nasal drip" (posteriore Rhinorrhoe). Das unästhetische Aufziehen der Nase, Räuspern und anschließendes Ausspucken beruht teilweise auf einer Rhinitis posterior. Dieses Krankheitsbild zeigt sich häufig auch infolge einer chronischen Sinusitis, wobei jedoch der Abfluß vornehmlich dorsal stattfindet und einen äußerst

üblen Geruch verbreiten kann (Empyema Antri Higmori).
Während eine akute rhinogene Sinusitis im allgemeinen nicht foetide ist, wird die akute odontogene Sinusitis meist von einem starken Foetor begleitet. Diese Sinusitis kann verursacht werden durch eine allgemeine Inferiorität der respirativen Schleimhaut, z. B. beim Kartagener-Syndrom, Bronchiektasien, Hypoplasie der Nasennebenhöhlen und Warzenfortsatzzellen sowie Nasenpolypen und wiederholten Infektionen, mit chronischer Bronchitis als mögliche Folgeerscheinung.

2.2.1.2.3 Ozaena und ozaenaähnliche Krankheitsbilder

Ozaena (Rhinitis atrophicans) tritt immer mit einer Atrophie der Nasenschleimhaut auf, die dem Krankheitsbild inhärent ist. Diese Atrophie beschränkt sich manchmal auf die Schleimhaut, doch kann auch das Nasenskelett im Wachstum zurückgeblieben sein. Daneben kann sich Ozaena („Stinknase") auch als Teil einer allgemeinen Ektodermaldysplasie entwickeln, die sich u. a. anhand einer Hypotrichosis, Hypodontie und Anhidrosis näher diagnostizieren läßt. Weiter tritt Ozaena beim Sjögren-Syndrom auf, das gekennzeichnet ist durch Atrophie und Trockenheit der Schleimhäute.
Die meisten ozaenaähnlichen Krankheitsbilder

deuten auf eine weit fortgeschrittene chronische Rhinitis, die Rhinitis atrophicans, hin. Eine Ozaena-Diagnose läßt sich mittels einer Rhinoscopia anterior eindeutig stellen: Die Nase ist zu geräumig und sitzt voller Borken, deren bakterielle Zersetzung *(Klebsiella Ozaenae)* die Ursache des üblen Geruchs ist. Jedoch gibt es auch Fälle, bei denen erst die – schwierige – Postrhinoskopie nur eine gering atrophische Pharynxschleimhaut mit Eiter und Borken in den Choanen zeigt.
Die hierdurch ausgelösten Irritationen sind der Anlaß für lästiges anhaltendes Räuspern. Dabei ist der Foetor so intensiv, daß er schon beim normalen Atmen bemerkbar ist: Hier kann man eindeutig von einem „Foetor e naribus" sprechen.
Bakteriologische Untersuchungen erbringen bei Ozaena meist negative Ergebnisse. Nur ein einziges Mal wurde *Haemophilus influenzae* gefunden.
Bei einer Ozaena laryngotrachealis (Störk'sche Blennorhoe) werden ebenfalls Borken gebildet, neben Schleimhaut- und Trachea-Entzündungen, doch fehlt eine Atrophie. Die Geruchsbildung ist gering.

2.2.2 Abweichungen im Pharynx

Der Waldeyersche Ring ist eine wichtige Foetor-Quelle: Adenoiditis wurde schon zuvor erwähnt; auch die Tonsillen verbreiten häufig Foetor.

Es ist merkwürdig, daß eine Korrelation zwischen der Schwere der Erkrankung und der Intensität des Foetor nicht vorhanden zu sein scheint. Die akuten Strepto-, Pneumo- und Staphylokokkeninfektionen verlaufen meist ohne Geruch.

Die Retention von Eiter in der Tiefe eines lakunären Herdes hinter dem Gaumenboden – bei übrigens nicht immer deutlich pathologisch veränderten Tonsillen – verursacht dagegen oft einen äußerst unangenehmen Geruch.

2.2.3 Abweichungen im Tractus respiratorius

2.2.3.1 Allgemeine metabolische Ursachen

Atemgeruch (Foetor e pulmone) tritt in Erscheinung beim Übergang flüchtiger, geruchsbildender Substanzen aus dem Blut in die Atemluft. Am bekanntesten – und im medizinischen Sinne am „unschuldigsten“ – ist die Alkohol-Fahne (bei Schnapstrinkern ist ein Aldehydgeruch besonders intensiv, bei Weintrinkern ist er eher aromatisch). Tabakgeruch wird manchmal schon als unangenehm eingestuft. Zur Klärung des auffallend lang anhaltenden Mundgeruchs nach Knoblauch-, Zwiebel- und Meerrettichkonsum wurden viele Versuche angestellt.

Die Untersuchungen zeigten, daß dieser typische Geruch und auch der anderer aromatischer Substanzen in Speisen, Genußmitteln und von Gewürzen – außer bei einem kräftigen Ructus, etwa nach Bratensoßenkonsum – nachhaltig verursacht wird durch die Absorption aus dem Tractus gastrointestinalis und eine sehr langsame Eliminierung aus dem Blutkreislauf durch die Lungen.
Diese Studien beziehen sich auch auf die Bedeutung des Mageninhaltes für die Entstehung abnormaler Atemluftgerüche (Foetor e ventriculo) und führen zu dem Schluß, daß bei einer normalen Lungenatmung kein Magengeruch wahrgenommen werden kann.
Der Fäkalgeruch aus dem Munde gilt als besonderes Alarmzeichen einer akuten schweren Gastroenteritis; außerdem ist er möglicherweise das Symptom einer Pylorusstenose. Kleine Opiumdosen über 10 Tage, zur bewußt ausgelösten Obstipation, bewirkten dagegen keine abnormale Veränderung des Atemgeruches. Schwerwiegender ist der obstähnliche Azetongeruch bei einem Coma diabeticum (auch bei chronischen Hungerzuständen = Hunger-Diabetes, Fasten- und Schlankheitskur), ebenso der Foetor hepaticus mit seinem nicht unangenehmen Geruch nach „frischer Leber" oder „Lehmerde", vor allem bei Patienten mit Ikterus ohne Stauung, wobei es sich um Trimethylamid zu handeln scheint.
Der Ammoniakgeruch bei Urämiepatienten ist

ebenfalls Beispiel eines gestörten metabolischen Prozesses, dessen Produkte in pathologischen Fällen durch die Lungen ausgeschieden werden können und somit zu Symptomen manchmal latenter Krankheitsvorgänge werden. Auch der süßliche leimartige Geruch der Diphtherie ist als diagnostisches Hilfsmittel bekannt. Für die *Fölling*-Krankheit (Phenylketonurie) ist der Mäusegeruch typisch.
Störend ist der Mundgeruch von Arbeitern aus der Eisenindustrie, welche Thalliumoxid einatmen, ein Grundstoff, der beim Eisengießen Verwendung findet. Desgleichen ist bei Arbeitern aus der Bleiindustrie infolge chronischer Bleiintoxikation eine Bleiausscheidung über die Speicheldrüsen als metallischer Geruch aus dem Munde wahrnehmbar. Andere Vergiftungen können z. B am Knoblauchgeruch des Phosphors und Selens, dem Azetongeruch des Methylalkohols, dem bittermandelölartigen Geruch der Blausäure oder dem charakteristischen aromatischen Geruch von Terpentin, Lysol und anderem erkannt werden.
Chlorhydrat (seit 1869 als Schlafmittel bekannt) und Paraldehyd verursachen ebenfalls einen typischen Geruch, der jedoch nicht stark foetide ist.
Avitaminosen (A-, B- und C-Vitamine) können offenbar ebenfalls zur Halitosis beitragen. Mangelkrankheiten wie Skorbut erzeugen geschwürartige Erosionen und Ulzerationen, von denen ein charakteristischer, widerlicher Geruch ausgeht.

Auch bei Leukämie bilden sich zerfallende Geschwüre, die übelriechenden Atem verursachen.
Bei Pemphigus ist, neben anderen Symptomen, auch Halitosis beobachtet worden.
Der typische Geruch von Chloroform und Äther ist noch lange nach der Narkose feststellbar. Ferner müssen noch einige an der Atemluft erkennbare Arzneimittel erwähnt werden, z. B. bestimmte Arsenpräparate, Formaldehyd und Tellur. Das gleiche gilt für Terpentin, Blausäure u. a.
Des weiteren machen sich bisweilen auch die Nebenwirkungen vieler neuerer Medikamente in der Exhalationsluft bemerkbar. Subjektiv besteht ein brennendes Gefühl bei Verlust oder Minderung des Geschmacks, objektiv zumeist Xerostomie, selten starker Speichelfluß, häufig einhergehend mit höchst üblem Mundgeruch (vgl. auch 2.3.1; Foetor uraemicus bei chronischer Niereninsuffizienz). Geruchssubstanzen können selbst diaplazentar von der Schwangeren auf den Fetus oder auch durch Bluttransfusion übertragen werden.
Ebenso beeinflussen Geisteskrankheiten den Geruch der Exspirationsluft: Chronisch Irre assimilieren sehr schlecht Fett; aus dem nicht resorbierten Fett bilden sich dann flüchtige Fettsäuren, die durch die pulmonale Schleimhaut eliminiert werden und einen unerträglichen foetiden Geruch verbreiten. Fehlt beim akuten Delirium der Foetor, so scheint die Prognose ziemlich günstig zu sein.

Es wird vermutet, daß auch zum Krankheitsbild der Paranoia ein typischer Mundgeruch gehört.

2.2.3.2 Lokale Ursachen

Zu den lokalen Ursachen im Tractus respiratorius zählen Entzündungsprozesse in der Lunge, den Bronchien, in Trachea und Larynx, die zuweilen mit einem starken Foetor ex ore einhergehen. Hier kann der Foetor sowohl das Symptom einer Bronchitis oder Pneumonie (einschließlich Lungenabszeß, Lungengangrän oder kavernöser Phthise mit unerträglichem Verwesungsgeruch) als auch Begleiterscheinung eines malignen Prozesses sein.
Es wurde auch über einen ozaenaähnlichen Prozeß in Bronchusbaum bei Kindern berichtet. Die Ozaena laryngotrachealis wurde bereits unter 2.2.1.2.3 abgehandelt. Patienten mit Bronchiektasien verbreiten manchmal ebenfalls einen sehr starken Foetor.

2.2.4 Abweichungen im Tractus digestivus

Wie oben erwähnt (vgl. 2.2.3.1), kann der Magen als Foetorquelle betrachtet werden: Cardia und Oesophagus sind im Ruhestand geschlossen, wodurch das Aufsteigen von Gasen aus

dem Magen verhindert wird. Nur starke Gasbildung im Magen als Folge von Fermentation des Mageninhaltes bei Gastritis (säuerlich) oder Pylorusstenose (Fäkalgeruch) kann dann als Foetor beim Aufstoßen in Erscheinung treten. Auch ulzerierende Tumoren des Hypopharynx und der Zungenbasis sowie Hypopharynx- und Oesophagus-Blindsäcke, z. B. das Zenker-Divertikel, verursachen starken Foetor. Hierfür ist der Zerfall der Nahrung im Divertikel verantwortlich. Es treten dabei Passagestörungen auf, die vor allem bei Regurgitationen verstärkten Foetor auslösen. Vergleichbares wurde bei einer kongenitalen oesophagobronchialen Fistel beobachtet.
Bei allergischen Krankheiten, die mit Magen- und Darmstörungen verbunden sind, tritt übler Mundgeruch auf. Die Patienten selbst klagen über einen „pappigen Geschmack“.

2.3 Intraorale Ursachen

2.3.1 Abweichungen in der Anatomie und Störungen in der oralen Physiologie

Jede Störung der oralen Physiologie, wie z. B. die Abnahme des Speichelflusses (von Sialopenie bis Xerostomie) in Zusammenhang mit Dehydrierung infolge organischer Schäden, Atrophie, Fieber, Diabetes, Atropinmißbrauch, Sekretionsneurose, Mundatmung, anhaltendes Sprechen während eines Vortrages, einer Bestrahlungstherapie oder starkem emotionalem Streß, kann Anlaß eines abnormalen und intensiv riechenden Atems sein. Patienten auf einer Flüssigkeitsdiät (z. B. bei peptischem Ulcus), die vorwiegend aus Milch- oder Sahneprodukten zusammengesetzt ist, entwickeln im allgemeinen Mundgeruch, ausgelöst durch die unangenehm riechenden Intermediärprodukte, die über den Tractus digestivus in den Kreislauf gelangen. Auch jeder Patient mit anatomisch bedingter anormaler Zungenoberfläche, mit Zungenbelag, erkrankten Zungentonsillen oder anderen anatomischen Abweichungen (angeborene, wie Gaumenspalten, oder nach erfolgter chirurgischer Tumortherapie: Obturator, vgl. 2.3.3), die die Retention von Nahrungsresten und Mikroorganismen begünstigen, hat meist einen auffallenden, unangenehmen Mundgeruch.

2.3.2 Schlechte Mundhygiene

Schlechte Mundhygiene erlaubt die Retention von Nahrungsresten in kariösen Zähnen, Zahnfleischtaschen, auf Zahnstein, in Füllungsdefekten und auf Zahnersatzwerkstoffen, in Zahnzwischenräumen und begünstigt den Abbau dieser Reste durch orale Mikroorganismen. Mundgeruch macht sich vor allem bemerkbar bei Schwund der Interdentalpapillen infolge gingivaler Rezession oder Ulzeration bei nekrotischer Ulzero-Gingivo-Stomatitis. Unter manchen Bedingungen, z. B durch übermäßiges Rauchen, kann bei dieser Form der Gingivitis ulcerosa (Gingivitis gangränosa, Gingivitis Plaut-Vincent) ein widerlicher Foetor entstehen.

2.3.3 Zahnprothesen

Früher war es fast üblich, daß Prothesenträger einen typischen „Hauch falscher Zähne" oder einen Prothesengeruch ausströmten. Dieser wurde von den sehr porösen vulkanisierten Prothesen, meist mit vielen kleinen Haarrissen, verursacht. Die modernen Zahnprothesen weisen diese Nachteile nicht mehr auf. Jedoch kann der Spalt zwischen Mundschleimhaut und schlecht sitzender Prothese, zwischen abstehenden Klammern und Auflagen, zwischen festsitzendem und herausnehmbarem Zahnersatz, unter schlechtsitzenden Kronen, Brücken

und Schienen andere, neue Schlupfwinkel bieten.
Nur allzuoft wird es versäumt, den Patienten ausreichend in der richtigen Pflege seiner Prothese zu unterweisen, vor allem bei komplizierten Geräten, die Nahrungsresten zahlreiche leichte Retentionsmöglichkeiten bieten.

2.3.4 Nach kieferchirurgischen Eingriffen und bei nekrotischen Läsionen

Gewöhnlich tritt auch nach einem chirurgischen Eingriff oder Zahnextraktionen Foetor auf. Als Ursache dafür sind die verringerte Aktivität, Sialopenie, eine vorübergehende oder bleibende Xerostomie, weiche Nahrung, leichte Blutungen und eine Zunahme der oralen mikrobiellen Population mit erhöhter putreszierender Aktivität zu nennen. Ein wichtiges Leitsymptom ist der Geruch nach Blut, der penetrant bei Blutungen in der Mundhöhle, z. B. nach Zahnextraktionen, auftritt, diskret aber auch bei Magenblutungen wahrgenommen werden kann.
Den älteren Ärzten galt dieser Geruch bei Schwerkranken, wohl aufgrund terminaler Darmblutungen, als prognostisches Zeichen des nahen Todes.
Masern und Scharlach wurden damals aufgrund des raubtierartigen oder „Verbrannte-Federn"-Geruchs ihrer Ausdünstung erkannt. Es gab Ärzte, welche die Differentialdiagnose

zwischen Typhus und Paratyphus geruchsmäßig stellten.
Alle ulzerativen oralen Läsionen verströmen einen unangenehmen Geruch, es sei denn, daß eine besondere Mundpflege erfolgt. Insbesondere der Metallgeruch im Falle der nekrotischen Ulzero-Gingivo-Stomatitis und bei metallischer Gingivo-Stomatitis ist charakteristisch; ebenso für Noma oder ,,Wangenbrand" und nekrotische Läsionen, z. B. bei Bluterkrankungen oder unkontrolliertem Diabetes, der charakteristisch putride, aggressive Mundgeruch. Vergleichbares wird berichtet in Verbindung mit einer dentogenen Zyste, bei Osteomyelitis odontogener Ätiologie, bei ,,histiocytosis X" beim Reiter-Syndrom, beim Papillon-Lefèvre-Syndrom und bei Diphtherie.
Auch ulzerierende maligne Tumoren sind Auslöser eines fauligen, oft ,,jaucheartigen", manchmal sogar ,,mit Leichengeruch verwechselbar" bezeichneten Mundgeruchs.

3 Die Rolle der Mikroorganismen bei der Entstehung des Foetor ex ore

3.1 Allgemeine Aspekte

Foetor ex ore manifestiert sich, weil flüchtige Substanzen infolge der putreszierenden Aktivität von Mikroorganismen auf endogenem und exogenem proteinhaltigem Substrat (u. a. von exfoliiertem Epithelium, Speichelkörperchen, Nahrungsresten und Blut stammend) gebildet werden.

Dabei entstehen durch Proteolyse der eiweißhaltigen Bestandteile (einschließlich der Dekomposition stickstoffhaltiger Komponenten in niedrigmolekularen Endprodukten), Peptide und typische Aminosäuren, die wiederum weiter in hochflüchtige Substanzen zerlegt werden und so den übelriechenden Charakter des Foetor prägen. Dieser Vorgang ist in jedem Munde nachweisbar und tritt verstärkt in Erscheinung bei Gewebedegenerationen, wie Gingivitiden, Parodontopathien und besonders akuten ulzerativen Gingivostomatitiden (Plaut-Vincentsche Krankheit).

Im Falle einer fortgeschrittenen Parodontopathie ist der Zerfall der Kollagenfasern aus dem Bindegewebe vorherrschend. Kollagen ist ein wichtiger Bestandteil der Interzellularsubstanz des Zahnbeins (Dentin), des Knochens und des (Zahn)-Zementes, wo es in Form von Fibrillen vorliegt, die ebenfalls durch die Wirkung proteolytischer Enzyme vernichtet werden können. Die dabei frei werdenden Aminosäuren, Hydroxyprolin und Hydrolysin, sind typisch für die Spaltung des „Gerüstproteins“ Kollagen.

Der Speichel von Personen mit Parodontopathien enthält bedeutend mehr desintegrierte abgeschilferte Plattenepithelzellen als die normale Mundflüssigkeit, die mit wesentlich mehr Mikroorganismen besiedelt ist, als dies bei Gesunden vorkommt. Gleichfalls gelangen relativ viele geschädigte Leukozyten in die Mundhöhle. Die Leukozyten und exfoliierten Epithelzellen werden in der Plaque eingeschlossen, in den Papillenkrypten des dorsalen Teiles des Zungenrückens festgehalten und sammeln sich an den der physiologischen und mechanischen Reinigung nicht zugänglichen Retentionsstellen in Gebiß und Schleimhaut an.

Da Parodontopathien immer von irgendeiner Form der Hämorrhagie begleitet werden, stehen Blut und dessen zelluläre Bestandteile als wesentlichstes Substrat für die Geruchsbildung infolge Proteolyse zur Verfügung. Zusätzlich enthält Blut gewisse Faktoren, die das Wachstum von Mikroorganismen beschleunigen und somit deren putreszierende Aktivität verstärken. In diesen Fällen konnte sogar nachgewiesen werden, daß häufig schon vor der (experimentellen) Inkubation der Putrefaktionsvorgang eingesetzt hatte. Es wurde schon früh durch zahlreiche Untersuchungen bestätigt, daß der Speichelputrefaktionsgrad ein zuverlässiger Indikator für die Stärke des Mundgeruchs ist.

Der Mundgeruch jedes Menschen ist, unabhängig vom oralen Gesundheitszustand, nach längerer Nahrungs- und Flüssigkeitsabstinenz (nüchtern oder kurz nach dem Aufstehen) unangenehm. Da während des Schlafes der Speichelfluß fast gleich Null ist, werden so aufgrund dieser relativ langen Zeitspanne die Voraussetzungen für einen ungestörten Putrefaktionsvorgang geschaffen. Bei einem physiologischen pH sind die Möglichkeiten für die orale Geruchsbildung optimal und entsprechen denjenigen, die für In-vitro-Speichelputrefaktionsversuche entwickelt wurden. Trotz des eindeutigen Nachweises, daß Mikroorganismen wesentlich an der Entstehung des Mundgeruchs beteiligt sind, konnte bisher keiner Spezies allein die ausschlaggebende Rolle bei diesem Geschehen zugesprochen werden. Eine Vielzahl von Mikroorganismen in Speichel, Plaque, Sulcus gingivales und auf der Zunge besitzt nachweisbar die Potenz, die Mundgeruchsbildung zu beeinflussen.

Berg und *Fosdick* belegten schon 1946, daß die meisten der 17 von ihnen aus Speichel isolierten Bakterienstämme, nach Zugabe zu fri-

schem Speichel mit eigener Flora, eine Aktivität entwickelten, die zu einer mehr oder weniger starken Geruchsbildung aus den Speichelsubstraten führten, bedingt durch eine Interaktion mit den vorhandenen Mikroorganismen. Wenige Spezies, meist vom gramnegativen Typ, produzierten selbst mit sterilisiertem Speichel Geruch. Die Bedeutung der gramnegativen Spezies beim Putrefaktionsgeschehen unterstreicht die Arbeit von *McNamara* et al. (1972): Sie beobachteten eine drastische Verschiebung im Verhältnis der grampositiven zugunsten der gramnegativen Stämme während der Putrefaktion; nur die gramnegativen produzierten putriden Geruch. Ihre Aktivität wurde durch einen pH-Wert von 7,2 begünstigt, bei einem pH-Wert von 6,5 und 0,02 M (360 mg/dl) Glucose gehemmt.
Speichel enthält nur ungefähr 1 mg% Glucose und 15 mg% metabolisierbare Kohlenhydrate in Glykoproteinform (ca. 0,5 mg Kohlenhydrate pro 3 ml Speichel, was als durchschnittliches Mundvolumen gilt). Im Vergleich dazu findet sich dort eine ungefähr 20fach größere Proteinkonzentration, die bei einer Parodontopathie – verursacht durch eine erhöhte Exfoliation der Epithelzellen und Absonderung von Speichelkörperchen, Blut und krevikulärem Exsudat (= Zahnfleischsekret aus dem Sulcus gingivales) – erheblich höher sein kann.
Wachstum und Überlebenschance der kohlenhydratfermentierenden Spezies werden durch

den relativ raschen Verbrauch der im Speichel nur gering vorhandenen Kohlenhydrate beeinträchtigt. Dadurch nimmt die gramnegative proteinmetabolisierende Population progressiv dominant zu, und der Putrefaktionsvorgang wird durch den metabolischen Verbrauch dieser (endogenen) Kohlenhydrate eingeleitet. Ein pH-Abfall von weniger als 0,5 auf etwa pH = 5 kann dabei beobachtet werden.

Die Unterdrückung der azidogenen Mikroflora, wie Laktobazillen, β-hämolytische Streptokokken und diphteroide Mikroorganismen, die in Parotis- und submaxillärem sowie sublingualem Speichel unterschiedlich gedeihen, wird durch die Verschiebung der metabolischen Aktivität anhand des ausbleibenden großen pH-Abfalls nach Zugabe von Glukose zu 24 Stunden inkubiertem Speichel demonstriert.

Frisch entnommener Speichel soll nur sehr niedrige Konzentrationen an freien Aminosäuren enthalten. Da Aminosäuren als Substrat für die geruchsbildenden Prozesse dienen, ist die proteolytische Aktivität des Speichels und der Plaque, assoziiert mit dem Vorkommen oraler Mikroorganismen, von großer Bedeutung.

Amine (Indol, Skatol, Tyramin, Cadaverin, Putrescin), Thiole und (Di)Sulfide, werden u. a. von Staphylokokken, *Bacillus subtilus, Bacillus proteus, Bacillus pyocyaneus,* Colonbazillen, *Bacillus melanogenicus,* Clostridia, *Bacillus sporogenes, Bacillus histolyticus* und *Treponema mucosum* durch Oxidation, Reduktion,

Desaminierung, Decarboxylierung und Zerfallsprodukte der schwefelhaltigen Aminosäuren (wie Cystein, Cystin, Methionin) durch Desulfhydrierung und Demethiolierung gebildet. Es wurde seither angenommen, daß Skatol, Indol und andere Amine sowie die Sulfide die wesentlichsten Komponenten des Mundgeruchs darstellen.

Es ist bekannt, daß bestimmte orale (z. B. diphteroide und bakteroide) Mikroorganismen Peptidasen freigeben, wenn ihre Zellen desintegrieren. Die Biosynthese extrazellulärer proteolytischer Enzyme bei bestimmten oralen Streptokokken ist optimal unter den physiologischen Konditionen, wie sie z. B. in der Plaque vorherrschen.

Nachgewiesen werden konnte, daß Speichel und der Überstand von Plaque in der Lage sind, Exopeptidase-Reaktionen zu katalysieren.

Davon läuft eine große Anzahl in der Mundhöhle, im Speichel und in der Plaque ab; auffallend stark dann, wenn dabei Prolin, Alanin, Methionin, Leucin, Lycin und Arginin freiwerden. Diese durch proteolytische Aktivität freiwerdenden Aminosäuren können über verschiedene Reaktionen weiter zerfallen.

Saures Milieu verhindert die Dissoziation der Carboxylgruppe, so daß die CO_2-Abspaltung durch bakterielle Decarboxylasen ausgelöst wird, wobei ein Amin entsteht. Unterschiedliche Aminosäuren ergeben ebensolche

Tabelle 1 Beispiele von metabolischen Produkten, die durch Einwirkung spezifischer Mikroorganismen aus bestimmten Aminosäuren entstehen (*Frostell* und *Söder*, 1970)

Aminosäuren	Amine	Mikroorganismen
L-Glutaminsäure	γ-Aminobuttersäure	E. Coli u. a.
L-Asparaginsäure	α-Alanin	Cl. Welchii u. a.
L-Asparaginsäure	β-Alanin	div. Mikroorganismen
L-Ornithin	Putrescin	Cl. Septicum u. a.
L-Lysin	Cadaverin	B. Cadaveris u. a.
Diaminpimelinsäure	L-Lysin	E. Coli u. a.
L-Phenylalanin	β-Phenylethylamin	S. Faecalis u. a.
L-Tyrosin	Tyramin	S. Faecalis u. a.
L-Arginin	Agmatin	E. Coli u. a.
L-Histidin	Histamin	Lactobacilli u. a.
L-Leucin	Isoamylamin	Proteus vulgaris
L-Valin	Isoamylamin	Proteus vulgaris

Amine, von zum Teil großer biologischer Aktivität (vgl. Tab. 1 mit einigen Beispielen).
Unter alkalischen Bedingungen wird die Carboxylgruppe der Aminosäure deprotoniert, was eine Einwirkung der Decarboxylasen verhindert. Die Aminogruppe jedoch kann protoniert werden und eine Ammoniumgruppe bilden. Diese kann dann durch Desaminierung abgetrennt werden, wobei Ammoniak und eine organische Säure entstehen.
In der lebenden Bakterienzelle und in der Mundhöhle können Aminosäuren durch verschiedene Reaktionen, einschließlich der oxidativen Desaminierung und Transaminierung, weiter metabolisiert werden. Es ist möglich,

daß ein Mikroorganismus dadurch einen Beitrag zur Produktion von Aminosäuren liefert, die ihrerseits wiederum wichtig für das Wachstum anderer Mikroorganismen sind. Über die für diese Reaktion notwendigen Bedingungen ist wenig bekannt.

So konnte eine Ammoniakentstehung in Plaquesuspensionen ohne Substratzugabe nachgewiesen werden. Es wird hier auf eine endogene Ammoniakbildung geschlossen, die sich auf die Desaminierung von Aminosäuren und Aminozucker aus Speichel und Plaque unter Einwirkung von Urease auf Harnstoff zurückführen läßt.

Harnstoff ist im Blut enthalten und wird nicht nur mit dem Urin, sondern auch mit dem Speichel ausgeschieden. Auffallende Zahnsteinbildung, eine schwere Parodontopathie können typische klinische Begleiterscheinungen einer solchen Urämie sein.

Schwefelhaltige Aminosäuren können von Mikroorganismen abgebaut werden, unter Bildung unangenehm riechender Substanzen, wie Schwefelwasserstoff und Mercaptanen. Die Anwesenheit solcher Substanzen läßt sich in der Mundhöhle vor allem im Falle einer Parodontopathie verstärkt nachweisen. Mundgeruch und die Verfärbung von Zahnfüllungen durch metallische Sulfide gehen mit dem Krankheitsbild einer Parodontopathie einher.

3.2 Dampfraumanalysen von putreszierendem Speichel

Chemische und olfaktorische Untersuchungen von putreszierendem Speichel unter Einbeziehung der sogenannten „Headspace-Technik" (= Untersuchung der überstehenden Dampfphase einer flüssigen Probe in einem geschlossenen, umschriebenen Behältnis) ergaben, daß vornehmlich die flüchtige Säurefraktion der Speichelbestandteile für den charakteristischen putriden Geruch – infolge einer großen Affinität zu Sulfhydrylgruppen und Bildung von Schwefelwasserstoff und Thiolen (Mercaptanen) – verantwortlich ist. Die flüchtige basische Fraktion enthielt Ammoniak (frischer Speichel enthält ca. 10 mg/dl flüchtiges NH_3, sein Geruch wird als süß und angenehm empfunden), jedoch wider Erwarten keine Amine. Es konnte weiter belegt werden, daß die Potenz von Aminosäuren und Proteinen zur Geruchsbildung gesteigert wird, wenn schwefelhaltige Bausteine, vor allem mit freien Sulfhydrylgruppen, wie Cystein, reduziertes Glutathion und entsprechende Peptone, aber ebenso (jedoch in geringerem Maße) Disulfide, oxidiertes Glutathion und entsprechende Proteine (vgl. Tab. 2), für den mikrobiellen Abbau durch Reduktion verfügbar sind. Die Rolle dieser Substrate ist daher um so bemerkenswerter, als der SH-Gehalt des frischen Speichels unterhalb der Nitroprussidreaktion (mit Nitro-

Tabelle 2 Der Effekt unterschiedlicher Substrate auf die Geruchsbildung des Speichels (*Tonzetich* und *Richter*, 1964)
*** = Geruchsintensität nach 4stündiger bzw. 20stündiger Inkubation bei 37° C. Die Konzentration des zugefügten Substrates betrug 3 mg/3 ml „pooled" Speichel.**
Geruchsindex 0–4: 0 = Geruchsabwesenheit,
4 = extrem übler Geruch

Substrate	Geruchsintensität*	
	4 Std.	20 Std.
Speichel + L-(+)-Arginin	0,5	2,3
Speichel + oxidiertes Glutathion	0,5	3,8
Speichel + reduziertes Glutathion	3,0	4,0
Speichel + L-Cystein	3,5	4,0
Speichel + DL-Tryptophan	0,3	2,2
Speichel + DL-Serin	0,3	1,3
Speichel + DL-Alanin	0,8	2,3
Speichel	1,0	3,7

pentacyanoferrat) liegt, sich dies jedoch nach 4 Inkubationsstunden drastisch ändert.
Agenzien, die diesen Reaktionsmechanismus hemmen, beeinträchtigen daher die Geruchsbildung. Anreicherung des Speichels mit nicht schwefelhaltigen Aminosäuren bewirkt trotz nachweisbar höherer Ammoniakkonzentrationen (bei Arginin vermutlich durch Decarboxylierung zu Putrescin) eine Verringerung der Geruchsintensität, die mit dem flüchtigen Schwefelanteil korreliert.
Das gleiche trifft für Tryptophan zu, wobei Indol (als Hauptprodukt des Tryptophanstoffwech-

sels) und Skatol (Methylindol) entsteht, deren Nichtbeteiligtsein an der Geruchsbildung ebenfalls nachgewiesen werden konnte.
Die unterschiedliche Beurteilung der Rolle nichtschwefelhaltiger Aminosäuren bei der Geruchsbildung beruht nach *Tonzetich* und *Richter* (1964) auf falschen Untersuchungsmethoden: Es wurden Destillations- und Extraktionsverfahren angewandt, deren Destillate bzw. Extrakte keine Aussagekraft hinsichtlich der Flüchtigkeit oder geruchsbildenden Potenz dieser Aminosäurefragmente, die unter physiologischen Bedingungen in der Mundhöhle entstehen, besaßen. Selbst durch Zugabe von Methylamin und Cadaverin läßt sich die Geruchsintensität des Speichels nicht steigern. Cadaverin scheint den Geruchsbildungsprozeß eher zu hemmen.
Weder chemisch-instrumentelle (*Tonzetich* und *Richter,* 1964) noch gaschromatographische (= GC; *Tonzetich* und *Carpenter,* 1971) oder massenspektrometrische Analysen (= MS; *Richter* und *Tonzetich,* 1964) konnten die Anwesenheit dieser nichtschwefelhaltigen Aminosäurereste in der Atemluft oder natürlich belassenem putrifiziertem Speichel nachweisen.
Zwar werden Amine (einschließlich Putrescin, Cadaverin und Histamin) in glucoseangereichertem Speichel mit einem pH zwischen 4,5 und 5,0 während der vier ersten Inkubationsstunden gebildet, andererseits wird gerade in

diesem pH-Bereich die Aktivität putreszierender Mikroorganismen gehemmt. Da die gebildeten Amine als Salze vorliegen, kommen *Tonzetich* et al. (1967) zu der Schlußfolgerung, daß sie unter oralen Bedingungen primär in nicht flüchtiger Form vorhanden sind und ihnen deswegen bei der Geruchsbildung keine Bedeutung zukommt.

Die erwähnten massenspektrometrischen und gaschromatographischen Dampfraumanalysen identifizieren flüchtige schwefelhaltige Substanzen wie Schwefelwasserstoff, Methylmercaptan, Dimethylsulfid und Dimethyldisulfid als die hauptsächlichsten unangenehm riechenden Produkte bei der Speichelputrefaktion. Die Konzentrationen der Proben, entnommen von Personen mit Parodontalerkrankungen sowie ulzerösen Stomatiden, steigen bei der Inkubation in der Probenvorbereitungsphase beträchtlich an, ja sind sogar bereits *vor* dieser nachweisbar.

Neben den obengenannten Substanzen konnten von mehreren Untersuchern des weiteren Aceton, Acetaldehyd, Methanol, Ethanol, Propanol und Diacetyl (Butandion) nachgewiesen werden.

Massenspektrometrisch fanden *Richter* und *Tonzetich* (1964) außerdem noch Schwefeldioxid und Karbonylsulfid (Dithiokohlensäure). Sie nahmen an, daß diese beiden Substanzen durch Oxidation von Schwefelwasserstoff bei den im Massenspektrometer vorherrschenden

hohen Temperaturen entstehen. Diese Hypothese wird dadurch unterstützt, daß sich im Gaschromatographen Schwefeldioxid und Karbonylsulfid *nicht* und *nur* Schwefelwasserstoff in vergleichbar größeren Mengen messen lassen.
Andere Speichelputrefaktionsstudien zeigen allerdings eine begrenzte Sulfatanhäufung in schwefelwasserstoffbildenden Systemen und daß infolgedessen eine weitere Umwandlung des Schwefelwasserstoffes (H_2S) in nicht flüchtige Substanzen angenommen werden muß. Da *Tonzetich* und *Catheral* (1976) der eindeutige Nachweis gelang, daß der aus schwefelhaltigen Aminosäuren entstandene Schwefelwasserstoff an einem Gleichgewicht mit Thiosulfat ($S.SO_3^{2-}$) und Thionaten beteiligt ist (vgl. Reaktion [1]) und schließlich in der Bildung von Sulfat und Tri-, Tetra-, Penta- und Hexa-Thionat resultieren kann (Reaktion [2]), könnte hiermit eine Erklärung für den

$$\text{S-haltige AS} \rightarrow H_2S \rightleftharpoons S_2O_3^{2-} \rightleftharpoons \text{Thionate} \qquad [1]$$

$$\rightarrow S_3O_6^{2-}, S_4O_6^{2-}, S_5O_6^{2-}, S_6O_6^{2-} \qquad [2]$$

$$SO_4^{2-}$$

relativ gleichmäßigen Konzentrationsverlauf des Schwefelwasserstoffes in den eigenen Inkubationsstudien (Abb. 2, Tab. 3) gefunden sein. Schwefelwasserstoff und Methylmercap-

Tabelle 3 Konzentrationen und Konzentrationsveränderungen von Speicheldampfraumsubstanzen während einer 24stündigen Inkubationsstudie (Proband U. M.)

I-Zeit = Inkubationszeit
$\Delta K(t_1)$ = Konzentrationsveränderung im Vergleich zum Zeitpunkt t_1 = 0,25 St.

H_2S = Schwefelwasserstoff — **Ac. = Aceton**
MM = Methylmercaptan — **P-(2) = Propanol-(2)**
CS_2 = Schwefelkohlenstoff — **P-(1) = Propanol-(1)**
DMS = Dimethylsulfid — **DMDS = Dimethyldisulfid**
EtOH = Ethanol

I-Zeit Stunden	H_2S ppm	MM ppm	CS_2 ppm	DMS ppb	EtOH ppm	Ac. ppm	P-(2) ppm	P-(1) ppm	DMDS ppm
0,25	606,3	52,3	16,7	0,006	0,613	0,0148	0,080	0,080	0,058
0,50	569,2	48,8	19,4	0,474	0,457	0,0227	0,035	0,106	0
1	643,4	109,7	29,3	0,170	1,285	0	0,170	0,210	0,170
2	574,5	141,9	42,5	0,018	1,837	0,0148	0,215	0,366	0,170
4	574,5	203,5	81,8	0,474	2,905	0	0,395	0,106	0,138
6	537,4	125,6	77,6	0,398	3,625	0	0	0,912	0,122
12	611,6	125,1	105,8	0,018	7,093	0	1,292	0,080	0,154
24	648,7	100,6	65,0	0,474	3,721	0,0306	0,800	0,054	0,106
$\Delta K(t_1)$	%	%	%	%	%	%	%	%	%
0,50	94	93	116	7900	75	153	44	133	0
1	106	210	175	2833	210	0	213	263	293
2	95	271	254	300	300	100	269	458	293
4	95	389	490	7900	474	0	494	133	238
6	68	246	465	6633	591	0	0	1140	210
12	101	239	634	300	1157	0	1615	100	266
24	107	192	389	7900	607	207	100	68	183

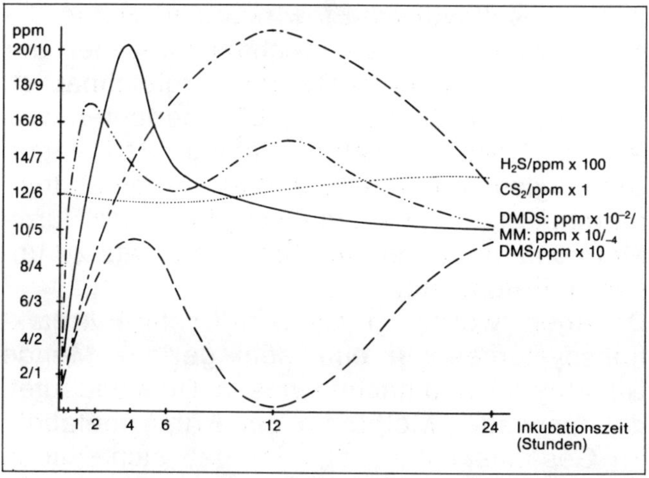

Abb. 2 *Konzentrationsverlauf der schwefelhaltigen Speicheldampfraumsubstanzen aus Tab. 3.*

H_2S/ppmx100 = *für Schwefelwasserstoff sind die jeweiligen rechtsstehenden Ordinaten mit 100 zu multiplizieren, um die betreffende Konzentration (ppm) zu erhalten*

MM:ppmx10 = *vgl. H_2S, die jeweilige linksstehende Ordinate ist mit 10 zu multiplizieren*

tan sind als Hauptmetabolite des Methioninabbaus zu betrachten und entstehen durch Abspaltung der R-SCH_3-Gruppe unter Einwirkung von Thionase in Methylmercaptan (CH_3SH) und Sulfensäure ($(CH_3C)_2$). Anschließend zerfällt CH_3-SOH zu Schwefelwasserstoff, womit eine weitere Entstehungsmöglichkeit aufgezeigt wird. Eine Schwefelwasserstoffbildung kann aber auch über biologische Demethylierung durch Desulfhydrase-Einwirkung auf Homo-Cystein erfolgen, einen Mechanismus, der der Desulfhydrierung des Cystins vergleichbar ist. *Tonzetich* und *Carpenter* (1971) berichten weiter, daß Gesamtspeichel relativ große Mengen Dimethylsulfid enthält und dies, neben Methylmercaptan, die zweithäufigste Substanz durch Methioninabbau ist, was im Gegensatz zu unserem Befund steht.

Dagegen wurde in Cystein-/Cystin-Putrefaktionssystemen nur eine sehr geringe Menge Dimethyldisulfid nachgewiesen. Dies bedeutet, daß entweder Methionin der Primärmetabolit im Gesamtspeichel ist oder daß sich Plaque und Gesamtspeichel hinsichtlich ihrer Mechanismen der Disulfidproduktion unterscheiden. Die Bildung von Dimethyldisulfid in der Plaque kann nicht durch Dimerisierung zweier CH_3SH-Moleküle erfolgen, da aus dem vorhandenen Cystein und Cystin – im Zuge der Putreszenz – zwar erhebliche Mengen Methylmercaptan produziert, trotzdem aber nur Spuren von Disulfid nachgewiesen werden.

Die Dimethyldisulfidbildung im Gesamtspeichel kann daher mindestens über zwei Wege erfolgen: a) direkt aus Methionin in Abhängigkeit von der Verfügbarkeit freier Methylgruppen, wie es in Plaque beobachtet wird, und b) im Speichel durch Oxidation von Methylmercaptan.

Der erstgenannte Reaktionsmechanismus setzt die Anwesenheit erheblicher Methionin-

mengen voraus. Falls diese „alternative" Oxidationsreaktion im Speichel tatsächlich abläuft, kann Methylmercaptan aus den verschiedensten Quellen (bzw. Substraten) an der Dimethyldisulfidbildung beteiligt sein.
Es ist auch noch möglich, daß Dimethyldisulfid durch die Mikroflora der Plaque aus Methionin nach dem bei *Schizophyllum commune* beobachteten Mechanismus gebildet wird.
Tonzetich und *Carpenter* (1971) sehen die Schwefelwasserstoffbildung in eindeutigem Zusammenhang mit dem Vorkommen von Cystein und Cystin: Im Gesamtspeichel war die Schwefelwasserstoffkonzentration etwa äquivalent der des Methylmercaptans; in unserem Versuch dagegen war sie etwa 10mal so hoch. Dies ist nicht überraschend, da Cystin aus dem exfoliierten epithelialen Gewebe als sofort abbaubares Substrat zur Verfügung steht. Die herangezogenen Untersuchungen lassen aufgrund des niedrigen Dimethyldisulfidgehaltes der Cystein-/Cystin-Systeme vermuten, daß unter den dort beschriebenen Bedingungen in der Plaque keine Konversion von Cystein oder Cystin nach Methionin erfolgt.
Methylmercaptan und Schwefelwasserstoff entstehen vermutlich aus Cystin oder Cystein, nachdem Cystin durch Cystinreduktase in Anwesenheit von NADH zu Cystein reduziert wurde. Anschließend kann Cystein einer Desulfhydrierung unterworfen werden, die entweder zur Bildung von Schwefelwasserstoff führt

oder über Desaminierung und Decarboxylierung Methylmercaptan entstehen läßt.
Anders steht es um die Erkenntnisse hinsichtlich des Vorkommens von Schwefelkohlenstoff (CS_2): *Richter* und *Tonzetich* (1964) geben zwar an, daß sie CS_2 im Speichel mittels Dampfraumtechnik (MS und „Titrilog" zwecks amperometrischer Titrierung) identifizierten, doch fehlt jeder Hinweis auf dessen Ursprung. Der Schwefelkohlenstoffanteil ist aber so groß (1–50 ppm), daß seiner Entstehung in der Mundhöhle eine gewisse Bedeutung zukommt und einer Klärung bedarf. Seither galt nur das durch mikrobielle Aktivitäten bedingte Vorkommen von Schwefelkohlenstoff in der Erde und im Kuhmist als gesichert. Der allgemein chemische, daher nicht befriedigende Hinweis auf Xanthogensäure (Ethylxanthogensäure), die bei 25° C spontan in Ethanol und Schwefelkohlenstoff zerfällt, erlaubt keine metabolischen Schlußfolgerungen. Vielleicht, daß Methionin bei der Entstehung eine Rolle spielt; massenspektrometrische Untersuchungen ergaben keine Hinweise auf entsprechende Fragmente. Schwefelkohlenstoff ließ sich lediglich in der Speichelprobe einwandfrei identifizieren.
Durchaus vorstellbar ist eine Schwefelkohlenstoffbildung über das Zwischenprodukt HC-SCN (Methylrhodanid), das bei der Bildung des Hemmstoffes des Lactoperoxidase-Systems intermediär entsteht (vgl. 4.2.3) und mikrobiell u. a. hydrolysiert werden kann.

Weniger wahrscheinlich ist die Entstehung aus Tetraethylthiuramdisulfid über das Diethyldithiocarbamat-Ion (vgl. Reaktion [3]) beim Abbau von Antabus (Tetraethylthiuramdisulfid), da keiner der Probanden solche Mittel (zur Behandlung von Alkoholismus) zu sich nahm.

$$Et_2NCS.SS.SCNEt_2 \longrightarrow 2\,Et_2NCS.S^- \longrightarrow$$
$$\longrightarrow Et_2NH + CS_2 \quad [3]$$

Zwiebelkonsum und insbesondere der von Porree (deren Substanzanalysen manchmal Schwefelkohlenstoff nachweisen) kommen als Geruchsverursacher ebensowenig in Betracht. Menge und Frequenz reichten dafür nicht aus.

Die übrigen Alkohole und Aceton lassen ihre Anwesenheit über bekannte biochemische metabolische Prozesse erklären: Aceton als Produkt der Ketogenese, deren Ketonkörper (Acetacetat, β-Hydroxybutyrat und Aceton) – insbesondere bei Hunger (Fastenkur) und Diabetes mellitus – ins Blut und in die Atemluft gelangen und somit pathognostisch bedeutsam sind.

Die Resultate eigener Untersuchungen scheinen gering im Vergleich zu den Arbeiten von *Stewart* (1974) und *Conkle* et al. (1975), die 24 bzw. 69 Substanzen in der Atemluft mittels GC-MS nachgewiesen haben. Bemerkenswert ist, daß trotz der eindrucksvollen Ergebnisse nur Dimethylsulfid und Disulfid gefunden wurden, deren Vorkommen – unter Berücksichtigung der unterschiedlichen Versuchsanordnungen – mit unseren Ergebnissen weitgehend übereinstimmt.

Aus pathognostischer und toxikologischer Sicht sind die Versuche von *Stewart* und *Conkle* et al. zwar interessant, haben jedoch nur experimentellen Charakter, weil die Atemluft eine Stunde lang ununterbrochen mittels eines Atmungstrichters gesammelt wurde.

Eine Sonderstellung könnte Ethanol einnehmen, dem neben seiner Eigenschaft als wichtiger körpereigener Metabolit (vgl. Embden-Meyerhof-Weg) die gleiche Rolle auch bei den oralen Mikroorganismen zukommt und dessen Produktion, z. B. von *Streptococcus mutans*, im umgekehrten Verhältnis zum Substratangebot (Glucose) zu stehen scheint. Unser Inkubationsversuch zeigt einen 11fachen Anstieg dieser Konzentration im Verhältnis zur erstgemessenen nach 12 Stunden und einen Abfall auf etwa die Hälfte des Maximalwertes nach 24 Stunden (vgl. Abb. 2). Ein Zusammenhang zwischen Aktivitätssenkung des mikrobiellen Metabolismus infolge Substratmangels im Zuge der Putrefaktion scheint auf der Hand zu liegen.

3.3 Geruchsquelle Speichel und Plaque

Untersuchungen von Speichelsediment und -Überstand, sowie Speichelfiltrat und -Filtrationsrückständen ergaben Hinweise auf das Vorhandensein der zur Geruchsbildung notwendigen körpereigenen und mikrobiellen Substrate und Enzyme im Sediment und thermostabiler Co-Faktoren im Überstand. Sie verstärken die mikrobielle Geruchsbildung, insbesondere bei gleichzeitiger Anwesenheit von Cystin, Cystein oder Methionin.
Dies bestätigen Untersuchungsergebnisse im Hinblick auf die nur untergeordnete Rolle, die die aus den Speicheldrüsen stammenden Enzyme (Speichelenzyme) bei der Geruchsbildung spielen. Quantität, Zusammensetzung und Intensität der gebildeten flüchtigen, schwefelhaltigen Substanzen sind eindeutig spezies- und substratabhängig und entstehen durch die metabolische Aktivität der Mikroflora auf die im Speichel vorhandenen zellulären (körpereigenen) Gewebeproteine.
Unter anaeroben Bedingungen ist die Rate der Geruchsbildung der bei aerober Inkubation in etwa gleich, jedoch ergeben sich unter aeroben Bedingungen (nach 24 Std.), bei gleicher Proteolyseaktivität, intensivere Gerüche. Es wird aber auch über höhere Speicheldampfraumkonzentrationen geruchsbildender Sub-

stanzen bei der Inkubation unter anaeroben Bedingungen berichtet.
Obwohl azelluläres Speichelfiltrat etwa 30%mg Protein enthält, trägt es nur geringfügig zur Geruchsbildung bei. Diese niedrige geruchsbildende Potenz ist nicht vom Vorhandensein, sondern von der Qualität der Proteine abhängig; Speichelproteine enthalten nur relativ kleine Anteile schwefelhaltiger Aminosäuren.
Auch der Plaque scheint eine vergleichbare Potenz zur Geruchsbildung innezuwohnen. Der an der Plaque-Oberfläche angesammelten Materia alba kommt wegen ihres hohen Anteils an mikrobiellen Proteinen, exfoliierten Epithelzellen und Blutzellen als geeignetem Substrat für die Geruchsbildung größte Bedeutung zu. Das Schmelzoberhäutchen dagegen (Cuticula dentis, ein modifiziertes Speichelprotein mit Glykoproteincharakter) besitzt nur wenige schwefelhaltige Aminosäuren und ist hochresistent gegen proteolytische Enzyme.
Auch die in Dicke und Zusammensetzung variierende Plaque, die es bedeckt, weist einen wechselnden Gehalt an Speichelproteinen und mikrobiellen Proteinen mit nur geringfügiger geruchsbildender Potenz auf. Ebenso wie beim Speichel selbst wurde auch bei Anwesenheit seines Filtrates ein optimales Putrefaktionsgeschehen beobachtet.
Ergänzende Untersuchungen verschiedenster Art bestätigen die Annahme, daß bei der Putre-

faktion von Speichel und/oder (in Speichelfiltrat inokulierter) Plaque durch Proteolyse wirksame regulatorische Mechanismen die Bildung freier Aminosäuren und die Aufspaltung der Zellmembranen herbeiführen. Charakter und Herkunft schwefelhaltiger Substrate wurden von *Tonzetich* und *Johnson* (1972) mittels chemischer Differentialanalyse von Gesamtspeichel und azellulärem Filtrat (aus normalem, aus dialysiertem und aus sonifiziertem Speichel) weiter untersucht.

Obwohl das Speichelfiltrat ca. 80% des Speichelgesamtschwefels enthält, scheint es nur zu etwa 1–2% an der tatsächlichen Geruchsbildung beteiligt zu sein. Neben Hinweisen auf den anorganischen Charakter der funktionellen schwefelhaltigen Gruppen im Speichelfiltrat und bezüglich des Schwefelvorkommens im Sediment (in Form von Disulfid) konnte weiter belegt werden, daß die zu Geruch führenden Thiole und vorwiegend Disulfide von Zellproteinen stammen, offenbar in freier Form vorliegen und etwa 10% des Gesamtschwefelgehaltes ausmachen. Da Speichelfiltrat nur Spuren von Thiolen enthält, wird angenommen, daß eine Reduktion der Disulfidverbindungen zu Sulfhydrylgruppen vor der Geruchsbildung stattfindet. Weitere 10% des Gesamtschwefelgehaltes sind als anorganisches Sulfat sowie als Endprodukt des Speichel-Schwefelmetabolismus nachweisbar und ohne Beteiligung an der Geruchsbildung.

Bei den übrigen 80% des Gesamtschwefelgehaltes handelt es sich um Thiocyanat (Rhodanat). Dieses Thiocyanat ist, mit Ausnahme einer kleinen an Speichelproteine gebundenen Fraktion, metabolisch gesehen inert.
Durch hydrolytische Reduktion des Thiocyanates kann jedoch eine geringe Menge Schwefelwasserstoff entstehen. Dieser Hauptanteil des Schwefels nimmt an einem „recycling"-Zyklus teil und wird in Sulfate, Thiosulfate und Polythionate eingebaut (vgl. auch 3.2).

3.4 Schwefelwasserstoff und Methylmercaptan in der Atemluft

Wenn die flüchtigen Schwefelbestandteile die primäre Ursache des Foetor sind, so müßten sie auch in der Atemluft nachzuweisen sein. Obwohl sich mit chemischen und instrumentellen Analysen hohe Konzentrationen im Dampfraum putrifizierender Systeme nachweisen ließen, sind diese Methoden offensichtlich nicht empfindlich genug, um die kleinen Konzentrationen in der Atemluft zu erfassen.
Durch Anwendung eines Gaschromatographen mit einem Flammen-Ionisations-Detektor (FID) war der Nachweis von Methanol, Ethanol und Aceton möglich, die jedoch alle keinen Putrefaktionsgeruch verursachen. Obwohl massenspektrometrische Analysen die Anwesenheit

von schwefelhaltigen Substanzen vermuten ließen, waren die gefundenen Konzentrationen zu niedrig, um eine positive Identifizierung zu gestatten. Erst durch die Entwicklung eines hochselektiven und empfindlichen flammenphotometrischen Detektors (FPD) wurde eine genaue qualitative und quantitative Schwefelbestimmung der Atemluft mit dem Gaschromatographen möglich (*Tonzetich,* 1971).
Mit dieser Methode konnte die Anwesenheit von drei schwefelhaltigen Atemluftkomponenten nachgewiesen werden: Zwei dieser Komponenten, Methylmercaptan und Schwefelwasserstoff, 90% des totalen Schwefelanteiles, erzeugten einen widerlichen, putriden Geruch. Die dritte – vom Standpunkt der Konzentration und des Geruches –, minderwertige Komponente, wurde als Dimethylsulfid identifiziert. Dimethyldisulfid war nicht nachweisbar.
Tonzetich (1971) fand bei allen Probanden 10^{-8} bis 10^{-6} g/l schwefelhaltige Bestandteile in der Atemluft, mit auffallend großen individuellen Konzentrationsschwankungen während des Tages, höchsten Konzentrationen nach längerer Nahrungs- und Flüssigkeitsabstinenz, korrelierbar mit entsprechendem Mundgeruch.
Unter Anwendung eines FID wiesen *Jansson* und *Larsson* (1969) nur Schwefelwasserstoff im menschlichen Atem nach. Des weiteren konnten Methan, Isopren (Methylbutadion), Aceton, Methanol, Ethanol, nicht aber Indol oder Ska-

tol, im Atem oder in der Lungenluft festgestellt werden.
Tonzetich (1977) ist der Meinung, daß diese und seine früheren Untersuchungen von Speichel, Plaque und Atemluft den Zusammenhang zwischen der Intensität des Mundgeruchs (bzw. der unterschiedlichen Konzentrationen) und der Aktivität des oralen Metabolismus überzeugend belegen. So ergibt nach 60- bis 90minütiger Inkubation die Speichelputrefaktion niedrige, aber korrespondierende Methylmercaptan-, Schwefelwasserstoff- und Dimethylsulfidkonzentrationen und nach 24stündiger Inkubation einen Anstieg von Schwefelwasserstoff und Methylmercaptan um das 100- bis 1000fache, was wiederum übereinstimmt mit der subjektiven Feststellung der Intensität des üblen Geruchs. Es wird über eine Putrefaktionsverzögerung während der ersten 45 Minuten der Inkubation berichtet, gefolgt von einer plötzlichen und heftigen Bildungsreaktion der genannten Substanzen. Diese Verzögerung kann verschiedenen Faktoren zugeschrieben werden. Untersuchungen mit radioaktivem Tracer (^{35}S) zeigten, daß die flüchtigen Schwefelbestandteile vor ihrem Freiwerden im Speichelsediment fest gebunden sind. Eine weitere Erklärung könnte die Wasserlöslichkeit des Schwefelwasserstoffes sein, die ein Entweichen aus dem Speichel erst nach Erreichen des Sättigungspunktes erlaubt. Auch durch den Verbrauch endogener Kohlenhydrate in der

Initialphase der Inkubation könnte die putreszierende Aktivität unterdrückt werden.
Olfaktorische Auswertungen der Standardkonzentrationen von Methylmercaptan und Schwefelwasserstoff zeigen, daß Methylmercaptan eine niedrige Geruchsschwelle hat und daher schneller als unangenehm empfunden wird als vergleichbare Konzentrationen von Schwefelwasserstoff. Konzentrationen von mehr als 0,5 Nanogramm Methylmercaptan und 1,5 Nanogramm Schwefelwasserstoff in 10 ml Atemluft wurden von *Tonzetich* (1973) als Grenze des „Unangenehmen" definiert. Demgemäß überschreitet bei etwa 50% der Bevölkerung die Nüchternatemluft diese Konzentrationsschwelle. Obwohl andere flüchtige Bestandteile der Atemluft in der Lage wären, diese unangenehmen Komponenten des Geruches auszugleichen, sind Methylmercaptan und Schwefelwasserstoff in so ausreichender Menge vorhanden, daß sie als Alleinverursacher des Foetor angesehen werden können.

4 Beseitigung von Foetor ex ore und Halitosis; Antibakterielle Systeme im Speichel

4.1 Beseitigung von Foetor ex ore und Halitosis

Die Aufzählung der zahlreichen kausalen Momente des Foetor ex ore und der Halitosis macht deutlich, daß die Therapie zunächst eine genaue Klärung der Ursachen erfordert. Jede Behandlung muß eine Beseitigung dieser Grundleiden anstreben. Verschiedene Autoren weisen darauf hin, daß bei Patienten, die sich einer intensiven antibiotischen Therapie unterziehen mußten, üble Mund- und Atemgerüche wesentlich seltener auftreten.

Auf die Prinzipien der Bekämpfung der extraoralen Grundleiden einzugehen, ist im Rahmen dieser Übersicht unmöglich; sie fallen ganz allgemein in das Fachgebiet der Fachärzte für Hals-, Nasen- und Ohrenheilkunde und Innere Medizin.

Obwohl eine kausal erfolgreiche Therapie eine klare Differentialdiagnose voraussetzt, muß man sich oft mit einem rein empirisch bewährten Behandlungsschema behelfen.

Zur Beseitigung intraoraler Ursachen des Foetor gehört als erstes die Entfernung des

supra- und subgingivalen Zahnsteines (Konkremente). Neben dem Zahnstein werden häufig Tee-, Raucherbeläge u. a. auf den Zähnen, insbesondere am Zahnfleischrand, beobachtet. Oft findet man in vernachlässigten oder schlecht gepflegten Mundhöhlen diverse Beläge (Materia alba, food debris, Plaque), welche hauptsächlich aus zersetzten Speiseresten, Epithelzellen, Speichel und Bakterien (vgl. 3) bestehen und relativ leicht zu entfernen sind. Ihr Wiederansetzen läßt sich durch eine regelmäßige mechanische Zahn- und Mundpflege vermeiden, auf der Basis einer gediegenen (Prophylaxe-)Aufklärung durch den Zahnarzt.
Manche Autoren empfehlen zu diesem Zweck häufiges Kauen von Knäckebrot oder Äpfeln und die Verwendung von Kaugummi, obwohl eine quantitative Plaqueverringerung hierdurch *nicht* nachgewiesen werden kann.
Zur Bekämpfung des Foetor ex ore ist die Sanierung der gesamten Mundhöhle notwendig: Nicht mehr zu erhaltende Zähne sowie Radices werden entfernt, erhaltungswürdige Zähne mit Füllungen versorgt. Ebenso werden die gesamten prothetischen Versorgungen (Kronen, Brücken, Prothesen) überprüft und eventuelle Mängel korrigiert.
Weiterhin ist zur Beseitigung des Foetor die Behandlung vorliegender Parodontopathien unumgänglich. Gerade letztere können unter Umständen – vor allem bei Rauchern – einen

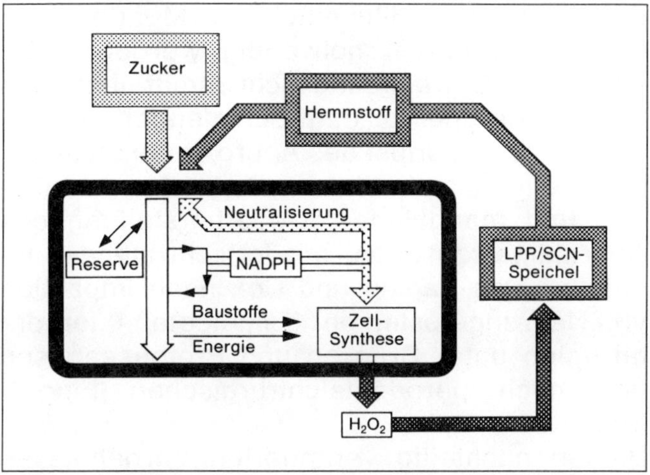

Abb. 3 *Schematische Darstellung des Metabolismus in einer Bakterienzelle und die Blockierung der Zuckeraufnahme durch den Speichel: Die Hemmstoffbildung im Speichel ist der Neutralisierungskapazität (dieses Hemmstoffes) der Bakterienzelle überlegen und die Milchsäurebildung aus Zucker unterbunden (Hoogendoorn, 1978)*

sehr üblen Geruch verursachen. Diese entzündlichen, degenerativen und involutiven Erkrankungen des Parodonts müssen selbstverständlich auch dann lokal behandelt werden, wenn es sich um Folgeerscheinungen bzw. Folgeerkrankungen von Störungen im Gesamtorganismus handelt.

Insbesondere Zahnfleischtaschen und andere günstige Schlupfwinkel für Nahrungsreste, Bakterien und auch Pus lassen sich mit der Zahnbürste allein nicht effektiv genug reinigen.

Darum können Hilfsmittel zur Mundhygiene (Ergänzungshilfen) notwendig werden; z. B., wenn die Zahnreinigung nicht unmittelbar nach dem Essen und vor dem Schlafengehen möglich ist, beim Verlust des Approximalkontaktes, bei Stellungsanomalien, marginalen Irritationen und mangelnder Wiederherstellung des Approximalkontaktes, mit fortschreitender Involution von Papille und Col, nach Impaktion von Nahrungsresten der freigelegten Interdentalregion unter Brücken und Prothesenbasen und nach parodontalchirurgischen Eingriffen.

Diesen nachteilig veränderten Verhältnissen tragen verschiedene Hilfsmittel Rechnung. Dazu zählen: Zahnstocher, Zahnseide, (dental floss und dental super floss), Pfeifenreiniger, Gaze- und Polierstreifen, Spezialbürsten, Interdentalstimulatoren, Mundduschen und Wasserstrahlgeräte. Mundduschen und Wasserstrahlgeräte ersetzen weder Zahnbürste noch die angeführten Hilfsmittel. Sie sind auch kein Ersatz für eine klassische Parodontalbehandlung, sondern lediglich Adjuvantien von Prophylaxe und Therapie.

Auch wird berichtet über gute Erfolge mit der Spraybehandlung und -massage mittels Handatomiseurs, vor allem bei Schwerkranken (allerdings ohne den Hinweis auf die Gefahr einer Bakteriämie).

Unter den Mund- und Rachentherapeutika „...werden zahlreiche Präparate als Adjuvantien angeboten, deren Wirkung die verschiedenen Formen entzündlicher Veränderungen des marginalen Parodonts beeinflussen soll. Nur vereinzelt liegen im Schrifttum diskrete Beweise für deren unterstützende Wirkung vor". (*Riethe,* 1980).

Dazu zählen z. B.: Ad-Muc®, Pyralvex®, Cional-Kreussler®, Helgo-Oel®, AntiPlaque®, Chlorhexamed®, Glypesin®, Hexitidin®, Hexoral-Spray® und Dontisolon®.

Sie sollen zum Teil auch gegen Foetor ex ore wirksam sein. Im akuten Studium einer Gingivitis ulceroasa, abweichend von der sonst üblichen mechanischen Lokalbehandlung, erfolgt eine unterstützende medikamentöse Behandlung.

Empfohlen werden weiter Locacorten®-Creme, Dequonal®, Dontisolon® und in schweren Fällen die Antibiotika Rovamycine® und Selectomycin®. Auch können Medikamente wie Azulon®, Cesrasanol®, Cional-Kreussler®, Bepanthen® 5%, Trypaflavin®, Gingivitol® und Avilglyzerin® bei allergischen Stomatopathien sowie Lingomed® bei Parodontopathien zur Touchierung der erkrankten Mukosa zur Anwendung gelangen.

Auch wird empfohlen, unter Umständen das Zahnfleisch und den Zungengrund mit Antibiotikalösungen zu bepinseln, wie mit dem lokal anzuwendenden Bykomycin®, Herviros® oder Moronal® bei Pilzbefall, vorübergehend auch entsprechende Pastillen zu verabreichen,

wie Batrax-Lutschtabletten, welche Bacitracin und Neomycin enthalten, oder auch Tyrothricin-haltige, z. B. Condangol®.
Außer Pfefferminzbonbons oder dergleichen zum Lutschen gibt es eine Reihe von Präparaten, die sog. Mundpillen oder Mundperlen, welche zumeist aus Lakritzensaft mit Beimengung von ätherischen oder aromatischen Stoffen bestehen, oder Chlorophyllin-Präparate (letztere können selbst bei schweren Fällen von Foetor ex ore oder Halitosis für 12 bis 14 Stunden eine weitgehende Normalisierung herbeiführen: (Biophyll®, Ex-odor®, Oligon®), 2stündliches Spülen mit einem desinfizierenden Mundwasser (z. B. der in den Magistratsformeln angegebenen Essentia dentifrica cum Thymol) oder einer der entsprechenden Spezialitäten, die in großer Anzahl angeboten werden. Ihre desinfizierende Wirkung beruht ebenfalls auf Zusätzen von Thymol und Menthol, aber auch Salicylaten, Benzoesäure und Borsäure. Sie sind auch dann noch wirksam, wenn der frische Übergeruch bereits nachgelassen hat.
Die angeführten Mittel sind meist keine eigentlichen Therapeutika gegen die kausale Ursache des Mundgeruchs, sondern üben lediglich eine desodorierende Wirkung auf die Mundhöhle aus.
In Anbetracht dieser Tatsache ist es angebracht, auf die mögliche ungünstige Beeinflussung der Kariesprogredienz durch solche, oft im Verlauf von Jahrhunderten auf empirischer

Basis entstandene Mittel aufmerksam zu machen.
Falls sich keine eindeutige Ursache des Foetors diagnostizieren läßt, könnte die Vermeidung allzu intensiver Duftstoffe bzw. Aromen in der Nahrung, ein 10tägiger Versuch mit strengem Fettentzug, ein Rauchverbot oder eine Hydrierung des Patienten (täglich 8–10 Gläser Wasser über den Durchschnittsverbrauch) zur Therapie gehören. Lactulose vermindert die Alkalität im Dickdarm, wodurch die Zusammensetzung der Darmflora Veränderungen erfährt und die zur Regurgitation führende Methangasbildung unterbleibt. Auch könnte hier der Versuch einer Antibiotika-Behandlung unternommen werden.
Da nur eine örtliche Wirkung auf die Darmflora bezweckt wird, werden dabei bereits kleine Dosen ausreichen; etwa dreimal täglich 50 mg Terramycin® oder täglich 1 g Neomycinsulfat als Bykomycin®. Auch ein Versuch mit Sulfonamiden scheint gerechtfertigt, wobei wegen ihrer örtlichen Wirkung die früheren kurz- oder mittelzeitig wirkenden Medikamente, wie etwa 4 Tabletten Sulfadiazin® täglich, empfohlen werden. Zusätzliche Gaben von dreimal 2 Tabletten Paspertin® oder Combizym® täglich, zur Regelung der Darmtätigkeit, können dann allerdings notwendig sein.
Eventuell kann noch eine Gesamtbehandlung, einschließlich Körpertraining und Psychotherapie, in Erwägung gezogen werden.

Als intraorale Quelle für den geruchsbildenden flüchtigen Schwefelwasserstoff und Methylmercaptan kommt besonders der dorsale Teil des Zungenrückens in Betracht.
Beim Vorhandensein einer Parodontopathie scheint der Plaque als Geruchsquelle eine größere Bedeutung zuzukommen, wobei der Mundgeruch – korrelierbar – intensiver wird.
Obwohl beide Geruchssubstanzen gleicherweise durch Mundhygienemaßnahmen konzentrationsmäßig beeinflußbar sind, läßt sich vor allem das übelriechende Methylmercaptan mit seinem sehr niedrigen Perzeptionsniveau schwer eliminieren. Von allen Maßnahmen, wie Zähneputzen (29–38%), Zungenbürsten (68–77%), Zähne- und Zungenbürsten kombiniert (59–75%), Anwendung antiseptischer Mundwässer, ist nach Ansicht von *Tonzetich* (1977) sowie *Tonzetich* und *Ng* (1976) das Zungenbürsten derzeit die effektivste Maßnahme zur Senkung des Methylmercaptan- und Schwefelwasserstoffanteils der Atemluft auf ein, olfaktorisch gesehen, befriedigendes Niveau (Indexwert = 0).
Die Schwierigkeiten der mechanischen Plaqueentfernung und ihre dadurch nur bescheidenen kariespräventiven Erfolge regten zur Verwendung antimikrobieller Substanzen in Mundwässern und/oder Zahnpasten an. Auch schienen Agenzien wie quarternäre Ammoniumbasen und Chlorhexidindigluconat

bei der Bekämpfung des Foetor erfolgreich eingesetzt werden zu können.
Ein Nachteil bei Anwendung solcher Substanzen ist darin zu sehen, daß sie im allgemeinen nicht spezifisch wirksam sind und womöglich mit natürlicherweise vorhandenen, körpereigenen Abwehrsystemen interferieren, dieselben vernichten oder zeitweise ausschalten. Untersuchungen über den Wirkungsmechanismus antimikrobieller Mundwässer und Zahnpasten und ihrer Nebenwirkungen erweiterten die Übersicht über die natürlichen Abwehrsysteme und vertieften gleichzeitig die Einsicht in deren Ablauf. Daneben waren sie jedoch auch Anlaß zu Überlegungen hinsichtlich der Aktivierung dieser Abwehrsysteme, um sie karies- und/oder foetorhemmend wirksam zu machen.

4.2 Die protektive Wirkung des Speichels

Der Mund ist eine Zugangspforte zu unserem Körper; täglich passieren unzählige Mikroorganismen die Mundhöhle.
Einen problemlosen Ablauf der oralen mikrobiellen Körperabwehr verdanken wir unserem Speichel. Im allgemeinen findet diese Tatsache zu wenig Beachtung. Dies ist darauf zurückzuführen, daß fast immer Speichel in ausreichender Menge und mit hoher Effizienz pro-

duziert wird. Erst die Probleme, welche entstehen, wenn dies nicht der Fall ist, machen klar, welche Bedeutung dem Speichel zukommt. Bei neugeborenen Tieren konnte eine hochgradige Empfindlichkeit gegenüber Darminfektionen, oft sogar mit tödlichem Verlauf, beobachtet werden, wenn z. B. durch Kochen der Muttermilch Enzyme inaktiviert wurden.
Diese Beschwerden traten nicht auf, wenn Enzyme der gekochten Milch wieder beigefügt wurden. Diese Empfindlichkeit wird dadurch verursacht, daß der Speichel des Neugeborenen noch keine oder nur eine ungenügende Menge Lactoperoxidase enthält und deshalb diese Substanz der Muttermilch entnommen werden muß. Die Natur liefert also in Form von Muttermilch quasi eine Kombination von Nahrung und Speichel. Da das Neugeborene letzteren noch nicht in ausreichender Menge besitzt, ist der Stillvorgang von großer Wichtigkeit.
Zwar sind das Kauen und Zerkleinern der Nahrung zusammen mit Speichel von Bedeutung, aber mit Wasser allein würden die Kauvorgänge ein nicht wesentlich schlechteres Ergebnis erbringen. Im Hinblick auf die Verdauung sollte aber überlegt werden, ob die Amylaseaktivität, welche oft als Beispiel für eine Initiierung der Verdauung durch den Speichel angeführt wird, nicht ebenso bei der Entfernung von Speiseresten aus dem Munde die gleiche Funktion ausüben könnte. Des weiteren schützt der Speichel die Schleimhäute und dient als

Gleitmittel beim Kau- und Schluckakt. Seine Pufferwirkung neutralisiert Säuren und beugt auf diese Weise einer chemischen Schädigung des Gebisses vor.
Sollten die Zähne trotzdem angegriffen werden, bieten die mineralischen Speichelbestandteile die Möglichkeit einer Remineralisation.
Kurz gesagt, der Speichel ist der ideale Schutz des Mundes.
Die Selektion und Kontrolle der Mundflora beruhen auf der synergistischen Wirkung einer Anzahl von Faktoren: Im Speichel sind neben Immunoglobulinen drei synergistisch wirksame antibakterielle Faktoren bzw. Systeme bekannt: Lysozym, das Lactoperoxidase-(Thiocyanat-Wasserstoffsuperoxid-)System und Lactoferrin.

4.2.1 Immunoglobuline

Die Immunoglobuline des Speichels und der Milch unterscheiden sich in doppelter Hinsicht von den im Serum vorkommenden. Wirkungsmäßig handelt es sich um die bakteriziden Typen IgM und IgG; im Speichel überwiegt das nichtbakterizide IgA, wobei 2 Teile IgA mittels Eiweiß zu s-IgA zusammengekoppelt sind. Es ist sicher, daß das s-IgA bei der Klonung der Bakterien stark beteiligt ist.
Neben allen erwähnten spezifischen Faktoren spielt der Speichel als Nahrungsquelle für die

Mundhöhlenflora während des größten Teils des Tages eine große Rolle. Hier stellt der Speichel ein selektives Medium dar, in dem manche Stämme wachsen können, andere dagegen nicht. Stämme, welche unter den vorherrschenden Bedingungen gut wachsen, tragen durch die Bildung von Toxinen und/oder Wasserstoffsuperoxid dazu bei, daß andere „gefährlichere" (bzw. gesundheitsschädigende) Stämme nicht gedeihen können und unterdrückt werden (*Zwisler,* 1979).

4.2.2 Lysozym

Lysozym vermag die Zellwände bestimmter Mikroorganismen (z. B. *Micrococcus lysodeicticus* und *Micrococcus subtilus*) aufzulösen, wodurch die Zelle lysiert. Es wurde 1922 von *Fleming* und *Allison* entdeckt und beschrieben. Die schützende Wirkung in der Mundhöhle scheint darin zu bestehen, daß bei seiner Anwesenheit im Speichel sich die obengenannten Mikroorganismen in der Mundhöhle nicht nachweisen lassen.

4.2.3 Lactoperoxidase-System

4.2.3.1 Allgemeine Aspekte

Es ist bekannt, daß sich der Speichel verschiedener Personen stark unterscheiden kann, z. B. in der Pufferkapazität, dem Speichelfluß und der Viskosität. Diese bekannten Unterschiede erweckten bisher den Eindruck, daß individueller Widerstand und Kariesanfälligkeit sehr stark von diesen angeborenen Eigenschaften abhängig seien. Die Folge dieser Auffassung war, daß das Interesse für ein bakterienhemmendes System im Speichel lange Zeit nur sehr gering gewesen ist. Im letzten Jahrzehnt jedoch wurde durch eine kleine Gruppe von Wissenschaftlern dieses natürliche Abwehrsystem, aufgebaut aus dem Enzym Lactoperoxidase (LPO) und den Co-Faktoren Thiocyanat und Wasserstoffsuperoxid (H_2O_2), mehr und mehr in den Mittelpunkt des fachlichen Interesses gerückt. Die Wirkung des Systems konnte seither weitgehend geklärt werden und, davon ausgehend, wurde es möglich, diesen natürlichen Abwehrmechanismus zu (re-)aktivieren und im Rahmen der Kariesprophylaxe, oder sogar zur Gesundheit der Mundhöhle ganz allgemein, einzusetzen.

4.2.3.2 Die Wirkung der Speichellactoperoxidase

Die bakterienhemmende Wirkung des Speichels basiert auf einem Eingriff in den Metabolismus von Mikroorganismen. Schematisch ist dies in Abb. 3 dargestellt (wobei das schwarze Rechteck eine Bakterienzelle darstellt): Durch die überwiegend mikroaerophile Mundflora wird fortwährend eine gewisse Menge Wasserstoffsuperoxyd gebildet. Dieses entsteht bei der Oxidation von NADH-Resten (NAD = Nicotinamid-adenindinucleotid) aus dem metabolischen Prozeß, mit NADH-Oxidase als Katalysator (vgl. Reaktion [4]).

$$NADH + H^+ + O_2 \xrightarrow{\text{(NADH-Oxidase)}} NAD^+ + H_2O_2 \qquad [4]$$

Vom Speichel wird dieses Wasserstoffsuperoxid zur katalytischen Oxidation von Thiocyanat (= Rhodanid = SCN^-) unter dem Einfluß des Enzyms Lactoperoxidase (beide aus den Speicheldrüsen stammend) verwendet (vgl. Reaktion [5]). Bei dieser Reaktion entsteht

$$SCN^- + H_2O_2 \xrightarrow{\text{(LPO)}} OSCN^- + H_2O \qquad [5]$$

Hypothiocyanit ($OSCN^-$), das natürlicherweise im Speichel vorhanden ist und den Stoffwechsel von Mikroorganismen beeinflußt. Dieser Hemmstoff oxidiert unter bestimmten Voraussetzungen spezifische schwefelhaltige Gruppen wichtiger Enzyme der Bakterienzelle. Diese schwefelhaltigen Gruppen (= Sulfhydrylgruppen; = Thiole = [−SH]-Verbindungen) spielen u. a. eine Rolle bei der Phosphorilierung von Einfachzuckern. Somit unterbindet der Hemmstoff den für die Bakterien lebenswichtigen Substrattransport, wodurch infolge Energiemangels das Bakterienwachstum eingeschränkt wird (vgl. Reaktion [6]).

$$2\,R\text{-}SH + OSCN^- \rightarrow R\text{-}S\text{-}S\text{-}R + H_2O + SCN^- \quad [6]$$

Die Wirkung des Hemmstoffes kann sich also besser entfalten, wenn die Bakterienzelle in stärkerem Maße auf solche Kohlenhydrate als Energiequelle angewiesen ist.

$$R\text{-}S\text{-}S\text{-}R + FADH_2\text{-Enzym} \longrightarrow 2\,RSH + FAD\text{-Enzym} \quad [7a]$$

$$FAD\text{-Enzym} + NADPH + H^+ \longrightarrow FADH_2\text{-Enzym} + NADP^+ \quad [7b]$$

Die Bakterienzelle besitzt aber die Fähigkeit, die oxidierten und dadurch quasi blockierten Sulfhydrylgruppen mit Hilfe eines $FADH_2$-Enzyms (FAD = Flavin-adenin-dinucleotid) durch NADPH zu reduzieren (vgl. Reaktion [7a] und [7b]) und so die Hemmwirkung des Lactoperoxidase-Systems zu *neutralisieren* (vgl. Abb. 4: gelber Pfeil „Neutralisierung").
Die Hemmwirkung des Hypothiocyanations steht daher in enger Beziehung zur NADH/NADPH-Balance: Kann eine Bakterienzelle ihre NADH/NADPH-Balance der Hemmstoffsituation *anpassen,* hemmt das Lactoperoxidase-System *nicht* den Zellmetabolismus, und so lange bleibt die mikrobielle Aktivität erhalten (Abb. 5).

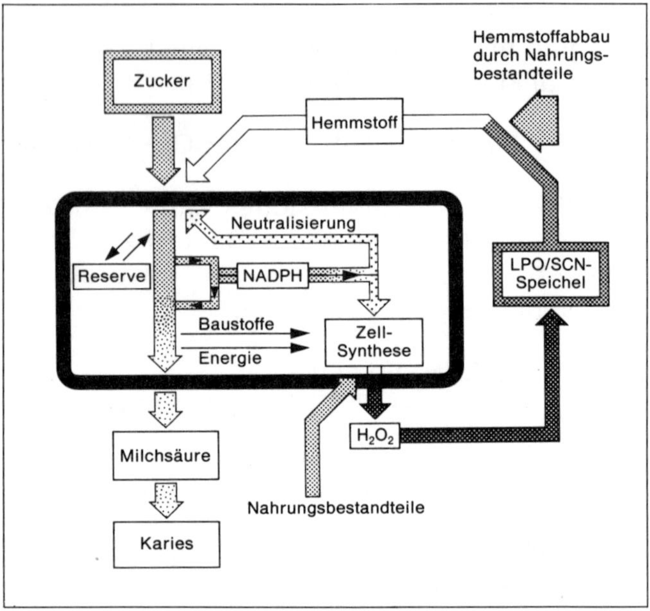

Abb. 4 *Vernichtung des Hemmstoffes durch bestimmte Nahrungsbestandteile, wodurch die Hemmung der Bakterienzelle aufgehoben und Zucker metabolisiert wird; Milchsäure und somit Karies entsteht (Hoogendoorn, 1978)*

Wegen der sehr starken Glykolyse-Abhängigkeit der NADPH-Produktion, die – bei mikroaerophilen Mikroorganismen über die Bildung von Milchsäure aus Zucker – *nicht* zu dem erforderlichen NADPH-Überschuß führt und statt dessen über den Hexose-Monophosphat-Shunt *oder* die NADPH-abhängige Glyceraldehyd-3-Phosphat-Dehydrogenase abläuft, wird deut-

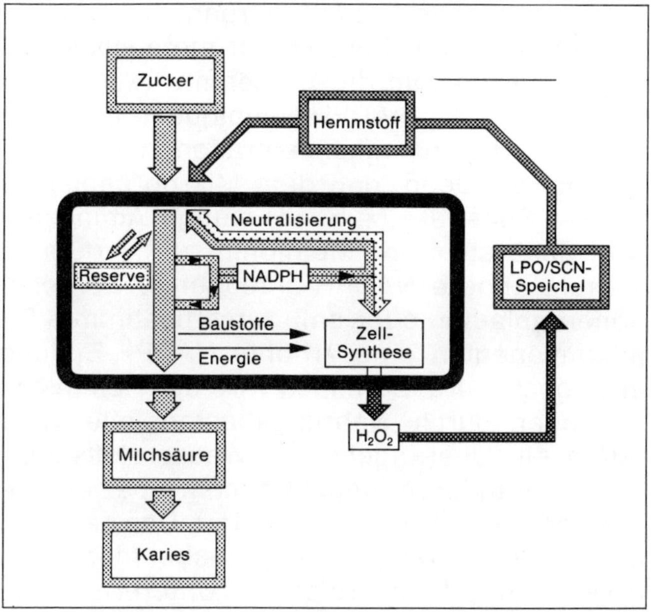

Abb. 5 *Durch den Verlust der Hemmstoffwirkung wird das Hemmstoffneutralisierungsbestreben der Bakterienzelle – solange Zucker als Substrat zur Verfügung steht – nicht mehr unterdrückt. Durch Energievorratsbildung kann die Bakterienzelle diese Aktivität relativ lange instandhalten (Hoogendoorn, 1978)*

lich, warum diese Mikroorganismen (wie u. a. auch *Streptococcus mutans*) bei fehlendem Substrat eine größere Empfindlichkeit gegenüber dem Lactoperoxidase-System erkennen lassen.

Da einmal gehemmte Mikroorganismen die Fähigkeit verlieren, Substrat zu metabolisieren, sind zur *Erhaltung* dieser Hemmwirkung über Blockierung der NADPH-Hauptquelle nur noch *niedrige* Hemmstoffkonzentrationen erforderlich. Es sei denn, daß dem Mikroorganismus andere Substrate (z. B. SH-haltige Aminosäuren wie Cystein und Methionin) zur Verfügung stehen, andere NADPH-erzeugende Zellreaktionen ablaufen oder daß durch bestimmte Diätkomponenten eine erhöhte NADPH-Bildung ermöglicht wird. Demnach wird der Hemmstoff entweder durch Nahrungsbestandteile oder durch ein Überangebot an Wasserstoffsuperoxid von anderen, ungehemmten Spezies oxidiert oder durch Thiole reduziert. Das bedeutet eine *Verringerung* des Speichelthiocyanatangebotes infolge relativer Unterernährung und Veränderungen im Metabolismus der Mundflora.

Es wird deutlich, daß die Frage, ob Zucker die Ursache für Karies ist, sich nicht ohne weiteres mit „ja" oder „nein" beantworten läßt.

In einer Mundhöhle mit gesunder, durch den Speichel kontrollierter Mikroflora, würde normaler Zuckergenuß keine Schmelzschäden auslösen. Da aber in unserem Alltag infolge der typischen Zusammensetzung der modernen Ernährung die Chance zur Entstehung eines potentiell kariogenen Zustandes ziemlich groß ist, können die jeweils aktiven Mikroorganismen aus den vorhandenen einfachen Koh-

lenhydraten leicht Säure bilden und dadurch auch Karies initiieren.
Eine Anzahl anderer Aspekte, mit denen der Kariesforscher immer wieder konfrontiert wurde, erscheint jetzt in völlig anderem Licht. Obwohl *Streptococcus mutans* den Ruf besitzt, *die* kariogene Mikroorganismenspezies zu sein, wurde er auch in karies*freien* Mundhöhlen nachgewiesen. Außerdem wurde festgestellt, daß es auch *ohne* sein Vorhandensein tatsächlich zur Kariesentstehung kommen kann. Des weiteren ist inzwischen bekannt, daß ein durch Speichel gehemmter *Streptococcus-mutans*-Stamm sich wie ein vollständig unschädliches Bakterium verhält. Da *Streptococcus mutans* aber noch eine Anzahl anderer Eigenschaften besitzt, welche die Entstehung von Karies begünstigen können (z. B. die Bildung extrazellulärer Polysaccharide), wird der Verlust der Speichelkontrollfunktion bei diesem Mikroorganismus schneller dramatische Folgen haben, als dies bei anderen Streptokokken der Fall ist.

4.2.3.3 Die Aktivierung der natürlichen Abwehr

Ganz zu Anfang der Untersuchungen des Lactoperoxidasesystems trat immer wieder das Problem auf, daß sich der Hemmstoff nicht nachweisen ließ. Hinzu kam, daß ein Ergebnis damaliger Versuche immer einen „Schwarzweiß"-Charakter hatte: Konnte eine Hemmung bewirkt werden, war diese immer 100prozentig; war die Bakterienzelle zu einer Neutralisierung der Hemmstoffwirkung in der Lage, so war auch diese wieder total. Die Identifikation des Hemmstoffes und die technische Möglichkeit seiner Analyse haben in starkem Maße dazu beigetragen, daß der Wirkungsmechanismus durchschaubar wurde.

Für die Praxis ist von Bedeutung, daß die Möglichkeit besteht, die Hemmstoffwirkung wiederherzustellen, falls diese verlorenging. Wird nämlich die Konzentration des verfügbaren Hemmstoffes vorübergehend erhöht, so daß der Zuckermetabolismus der Mikroorganismen eine Hemmung erfährt, wird das reduzierende, „neutralisierende" Vermögen der Bakterienzelle größtenteils ausgeschaltet. Die Folge ist, daß eine solche Bakterienzelle wieder unter die Kontrolle des Speichels gerät, sogar bei sehr viel niedrigerer Hemmstoffkonzentration als der, welche natürlicherweise in der Mundhöhle vorherrscht (Abb. 6). Dieser Gleichgewichtszustand ist identisch mit dem in Abb. 2. Bei zu großem Wasserstoffsuperoxidangebot wird der Hemmstoff weiter oxidiert und damit unwirksam. Eine etwas zu geringe Konzentration wird durch (noch) aktive Bakterien reduziert, ohne daß er seine Wirkung entfalten kann. Dies erklärt auch, warum das Bild, das man beim Studium der Hemmung mittels

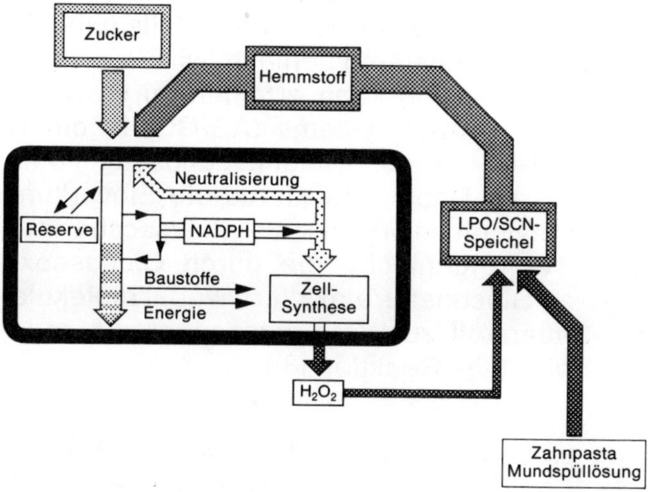

Abb. 6 *Ein größeres Hemmstoffangebot ist erforderlich, um die Zuckeraufnahme erneut zu blockieren: Glucoseoxidase ist in der Lage, diesen Vorgang einzuleiten. Dies hat schließlich eine Senkung der Hemmstoffneutralisierungsaktivität der Bakterienzelle zur Folge: Die Situation aus Abb. 3 stellt sich – erneut – ein (Hoogendoorn, 1978)*

Lactoperoxidase erhält, so „Schwarz-Weiß" scheint. Nur die annähernd exakte Dosierung biologisch kleiner Mengen zusätzlichen Wasserstoffsuperoxids erhält eine gleichbleibend stabile Wirkung.

Aus den angesprochenen Untersuchungen ging hervor, daß die enzymatische Bildung von Wasserstoffsuperoxid mittels des Enzyms Glu-

coseoxidase optimal funktioniert und dadurch das Lactoperoxidasesystem ebenfalls (wieder) optimal funktionsfähig gemacht wird.
Diese Aktivierung kann erfolgen durch Applikation des Enzymsystems (AG/GO) in einem geeigneten Träger (Mundspüllösung oder Zahnpaste). Dabei wird durch die Einwirkung von Amyloglucosidase aus Polysacchariden Glucose freigemacht, die durch Glucoseoxidase zu Gluconsäure oxidiert, wobei molekularer Sauerstoff zu Wasserstoffsuperoxid reduziert wird (vgl. Reaktion [8]).

$$C_6H_{12}O_6 + O_2 + H_2O \xrightarrow{\text{(Glucoseoxidase)}} C_6H_{12}O_7 + H_2O_2 \quad [8]$$

Wasserstoffsuperoxid in Konzentrationen, wie sie zur Desinfektion der Mundhöhle Verwendung finden (Gurgeln und Spülen), besitzt eine desinfizierende, bakterizide Wirkung, die dann aber nicht mit der selektiven Bakterienhemmung durch Lactoperoxidase in Verbindung gebracht werden darf.
Die Resultate experimenteller Untersuchungen mit AG/GO sind ohne weiteres sehr positiv. Nachdem schon 1974 gezeigt werden konnte, daß mit glucoseoxidasehaltigen Mundspüllösungen sowohl die Plaquebildung, der pH-Verlauf in der Plaque an der Zahnoberfläche als auch die Entstehung initialer Kariesläsionen stark verringert werden konnte, erwuchs die

Aufgabe, ein praktisches, leicht verwendbares bzw. applizierbares Medium zu finden. Die Verabreichung in Form von Zahnpaste erwies sich dabei als besonders attraktiv. Die Ergebnisse zeigen deutlich, daß die Aktivierung des Speichelabwehrmechanismus tatsächlich zur Kariesreduktion führt. Die Kariesreduktionszahlen zeigen, daß eine Hemmwirkung auf dem Niveau der Kariesprävention mittels Fluoriden erreicht werden kann.
Da Fluoride auch eine wichtige Rolle bei der Reminerealisation der Initialkaries spielen, kann ein additiver Effekt erwartet werden.
Eine extrem hohe Reduktion der Kariesbildung war bei Ratten zu beobachten. Bei nur dreimal wöchentlichem Putzen ergab sich im Vergleich zur Placebopaste eine Kariessenkung von mehr als 80%.

4.2.3.4 Positive Nebenwirkungen

Im allgemeinen tritt eine Nebenwirkung negativ in Erscheinung. Im Falle der (Re-)Aktivierung des Speichellactoperoxidasesystems konnte als einzige Nebenwirkung die Verringerung der chronisch rezidivierenden Aphthen (bei 50% sogar ein Verschwinden dieser) beobachtet werden. Da die Ätiologie dieser Aphthen sozusagen noch rätselhaft ist, können über den Wirkungsmechanismus nur Spekulationen angestellt werden. Man nimmt an, daß Substanzen, welche von Mikroorganismen gebildet werden oder bei der Autolyse toter Zellen entstehen, an der Entstehung von Aphthen beteiligt sind. Da unter Einfluß des Speichellactoperoxidasesystems der Metabolismus nur reduziert wird, könnte das Ausmaß der irritierenden Wirkung verringert werden. Schädliche Effekte konnten bisher nicht beobachtet werden und sind auch nicht zu erwarten, da „nur" die natürliche Wirkung des Speichels unterstützt wird. Der Hemmstoff Glucoseoxidase ist eingehend geprüft worden (er findet bereits seit über vier Jahrzehnten in der Lebensmittelindustrie eine weitverbreitete Verwendung) und wird im Magen wie alle anderen Eiweiße gespaltet. Entsprechende toxikologische und zytologische Untersuchungen ergaben keine Anhaltspunkte für eine etwaige negative (schädliche) Wirkung.

4.2.3.5 Kritische Fragen

Die erste, sich unmittelbar aus dem geschilderten ergebende Frage ist die, ob bei der Anwendung des speichelhemmstoff(re)aktivierenden Enzymsystems uneingeschränkt Zucker genossen werden kann. Abgesehen von der Tatsache, daß in unseren Zivilisationsbreiten niemand Nahrung aus reinem Zucker zu sich zu nehmen pflegt, können spezifische Nahrungskomponenten eine wiederhergestellte Kontrollfunktion des Speichels sofort wieder zunichte machen und dadurch den Zuckergenuß wieder kariogen werden lassen.

Eine wirksame Kariesprophylaxe muß darum in der Kombination aller bekannten Maßnahmen gesucht werden, d. h.:

- Wiederherstellung der Speichelhemmwirkung durch Aktivierung des Lactoperoxidasesystems
- Frequenzverringerung des Nahrungsangebotes (nicht nur des Zuckers)
- Fluoridanwendung zur Förderung der Remineralisation initieller Kariesläsionen
- regelmäßige zahnärztliche Kontrollen und – falls erforderlich – korrigierendes Eingreifen.

Die Anwendung AG/GO-haltiger Präparate sollte deshalb *keineswegs* zu einer Vernachlässigung bisher allgemeingültiger kariesprophylaktisch wirksamer Verhaltensweisen verführen!

Eine zweite sich erhebende Frage ist zweifellos die, ob Spülungen mit Wasserstoffperoxid das gleiche Ergebnis wie die enzymatische, in biologisch kleinen Mengen produzierte Wasserstoffperoxidproduktion erwarten lassen dürfen:

Wie vorher gezeigt, entsteht der Speichelhemmstoff durch Oxidation von Thiocyanat (vgl. Reaktion [5]), welche ohne Lactoperoxidasebeteiligung *sehr* langsam verläuft. Mit der Folge, daß der Hemmstoff ($OSCN^-$) bei über-

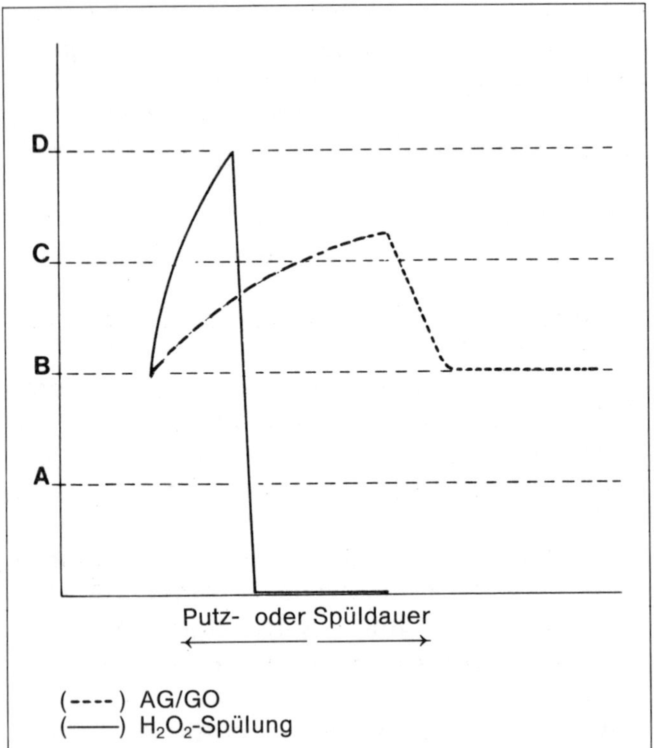

Abb. 7: *Hemmstoffbildung und -aktivität bei unterschiedlichem Wasserstoffperoxidangebot (Hoogendoorn, 1979):*

A: Erforderliche Hemmstoffkonzentration für die Instandhaltung einer bereits eingeleiteten Bakterienhemmung

B: Hemmstoffkonzentration bei normaler, gesunder Flora

C: Erforderliche Hemmstoffkonzentration zur bakteriostatischen Hemmung aktiver Mikroorganismen

D: Maximale Hemmstoffkonzentration; darüber hinaus setzt Hemmstoffvernichtung ein.

mäßigem Wasserstoffperoxidangebot *sofort* weiter oxidiert (vgl. Reaktion [9a]–[9d]) und somit inaktiviert wird.

$$OSCN^- + H_2O_2 \rightarrow O_2SCN^- + H_2O \quad [9a]$$

$$O_2SCN^- + H_2O_2 \rightarrow O_3SCN^- + H_2O \quad [9b]$$

$$O_3SCN^- + H_2O_2 \rightarrow SO_4^{2-} + 2H^+ + OCN^- \quad [9c]$$

$$OCN^- + H_2O + 2H^+ \rightarrow NH_4^+ + CO_2 \quad [9d]$$

Steht dagegen Wasserstoffperoxid der Hemmstoffbildungsreaktion in ausreichend geringem Maße zur Verfügung, wird hierbei das Wasserstoffperoxid vollständig verbraucht und einer Weiteroxidation des Hemmstoffes deshalb vorgebeugt.

Die Natur hat auf diese Weise der enzymatisch gesteuerten Oxidation des Thiocyanats eine Schrittmacher-Funktion – zum Schutz einer optimalen Hemmstoffbildung – zugeteilt.

Dieser enzymbedingte Schutz des Hemmstoffes geht bei Wasserstoffperoxidspülungen verlustig, da – nach der Hemmstoffreaktion – nicht immer ein Überangebot von Wasserstoffperoxid bestehen bleibt, was zu einer rapiden Inaktivierung des gesamten Hemmstoffpotentials und einer Zerstörung der dynamischen Bakteriostase führt.

Als letztes schließlich erhebt sich die Frage nach analogen Abwehrmechanismen, vielleicht aber noch weit mehr nach der Zuverlässigkeit der Erfolge der erwähnten gezielt durchgeführten tierexperimentellen und klinischen Untersuchungen.

Peroxidasen wurden in vielen anderen Bereichen des menschlichen Körpers nachgewiesen. Die Peroxidasen aus Mund-, Speichel-, Tränen- und Nickhaut-Drüsen sind immunologisch und chemisch identisch; überall ist Lactoperoxidase vorhanden. Auch in der Schilddrüse ließ sich eine vergleichbare Peroxidase nachweisen.

Polymorphkernige neutrophile (bzw. heterophile) Leukozyten enthalten Myeloperoxidase – auch Verdoperoxidase genannt – in hohen Konzentrationen (weit höhere als die Monozyten), deren Wirkung bei der Phagozytose aber durchaus der der Speichellacroperoxidase vergleichbar ist.

Eosionophile Granulozyten sind besonders reich an Peroxidasen. Diese Zellen verteilen sich leicht über alle Bindegewebszwischenräume, womit die Präsenz von Peroxidasen in einer Vielzahl menschlicher Organe hinreichend erklärt ist.

Sie sind sogar im Uterus, insbesondere in dessen Epithelzellen, und eindeutig zyklus-, d. h. östrogenabhängig, nachweisbar.

Die faszinierende Universalität dieser Abwehrsysteme wird durch die generelle Reaktionsbeteiligung des Enzyms Lactoperoxydase und des mikrobiologisch gebildeten Enzymsubstrates Wasserstoffperoxid – bei gleichzeitiger Spezifität durch den entsprechenden oxidierbaren Cofaktor (Jodid, Bromid, Chlorid oder Thiocyanat) – erst in vollem Umfang deutlich.

4.2.4 Lactoferrin

Obwohl die Körperflüssigkeiten für das Bakterienwachstum erforderliche Nahrungskomponenten im Überfluß enthalten, scheint Eisen ein limitierender Faktor für das Wachstum der Mikroorganismen in diesen Flüssigkeiten zu sein. Die Fähigkeit bestimmter Mikroorganismen, dem menschlichen Organismus („Wirt") dieses Eisen zu entziehen, gilt als wesentliches Merkmal pathogener Mikroorganismen.
Aus dieser Sicht ist die Fähigkeit des Wirtes, seinen Eisengehalt dem Erreger unzugänglich zu machen, als nichtspezifischer Immunabwehrmechanismus zu betrachten. Den Proteinen Transferrin im Serum und Lactoferrin im Sekret wird eine Wirkung in diesem Sinne zugesprochen. Lactoferrin ist in (fast) allen Sekreten (und Exkreten wie der Milch, der es seinen Namen verdankt) nachweisbar. Diese Sekrete befeuchten die Mukosaloberflächen, die in direktem Kontakt mit der ,,Umwelt'' stehen. Lactoferrin muß daher eindeutig eine Rolle bei der ,,first line''-Abwehr gegen mikrobielle Invasionen zugeschrieben werden.

Es besitzt eine große Affinität gegenüber Metallen, besonders zu freiem Eisen und behält diese Eigenschaft auch unter den normalerweise mehr azidogenen Konditionen der Exkrete, in denen es enthalten ist.
Seine Wirkung auf *Streptococcus mutans* wurde eindeutig nachgewiesen. Da Lactoferrin Eisen bindet, steht dieses für das Bakterienwachstum nicht mehr zur Verfügung; die Mundflora muß sich mit einem eisenarmen (wachstumshemmenden) Milieu begnügen. Dieser Eisenmangel wirkt dann bedingt antimikrobiell (*Cole* et al., 1976).

4.2.5 Synergistische Wirkung

Das Gesamtbild der das Bakterienwachstum regulierenden Faktoren kann wie folgt zusammengefaßt werden: Das Enzym Lysozym eliminiert einige hierfür empfindliche Stämme spezifisch durch Abbau derselben. Die restlichen hiervon nicht betroffenen Mikroorganismen sind bestrebt, sich irgendwo in der Mundhöhle anzusiedeln. Ihre Selektion erfolgt über den Speichel und die darin enthaltenen Mukoproteine, Proteine und Immunoglobuline. Falls ein Mikroorganismus diese „Hürden" überwindet, muß er darüber hinaus auch noch seinen Metabolismus instandhalten können, d. h. Wachstum möglich sein. Voraussetzung dafür ist ein ausreichendes Substratangebot des Speichels

und des an sich geringen freien Eisens. Gleichzeitig müssen die Umstände ein optimales Funktionieren des Lactoperoxidase-Systems erlauben. Darüber hinaus ist noch der (sowohl negative als auch positive) Einfluß bereits ansässiger Mikroorganismen von Bedeutung.
Es dürfte klar sein, daß im Falle eines zusätzlichen Nahrungsangebotes der Flora auch eine größere Palette an Substrat zur Verfügung steht. So kann sich beispielsweise das Eisenangebot vergrößern, weshalb – durch Verschiebung des fakultativ-anaeroben Charakters der Mundflora nach aerob – die Effizienz des Lactoperoxidase-Systems nachläßt. Ist dies der Fall, wird jeder Zuckerkonsum dazu beitragen, daß die Speichelhemmwirkung unterdrückt wird und bleibt. Auch nehmen gleichzeitig die Ansiedlungsmöglichkeiten durch die Bildung extrazellulärer Polysaccharide zu, was die Bakterienhaftung an den Zähnen fördert.
Ebenso steht infolge Milchsäurebildung den Mikroorganismen wiederum mehr Eisen zur Verfügung, wodurch sich der Charakter der Mundflora immer mehr zum aeroben Bereich verschiebt. Kariesaktivität *und* Mundgeruchsbildung (vgl. 2.3) nehmen zu.

4.3 Die Beeinflußbarkeit des Speichel-lactoperoxidase-Thiocyanat-Wasserstoffsuperoxyd-Systems und sein Effekt auf Mundgeruch

Es leben nicht wenige Menschen in fortwährender Angst, daß sie durch üblen Mundgeruch ihren Mitmenschen unangenehm werden, insbesondere nach wiederholten vergeblichen, angeblich kausalen, Behandlungsverfahren. Können alle extraoralen Ursachen für einen Foetor ausgeschlossen werden (vgl. 2.2), kommt einer Korrektur der foetorbegünstigenden Lebens- und Ernährungsgewohnheiten, wie z. B. Streß, Knoblauchkonsum u. a., sowie der gründlichen Reinigung des gesamten Mundbereichs (Gebiß, Zahnfleisch und Zunge) besondere Bedeutung zu (vgl. 3.3). Da die erforderliche Mundpflege oft als zeitraubend und manchmal als unangenehm empfunden wird, versuchte man schon früh, den Mundgeruch mit anderen, angenehmeren Gerüchen zu überdecken oder durch gezielte Medikamentengabe eine Einschränkung der mikrobiellen putreszierenden Aktivität zu erreichen.
Als Teil der „Mundphysiotherapie" wird die Anwendung von Mundwässern in allen einschlägigen Arbeiten hervorgehoben. Sie werden als leicht anwendbar gern von Patienten benutzt (insbesondere von solchen mit Parodontopathien).

Mundwässer sind nach § 4 des Lebensmittel- und Bedarfsgegenstände-Gesetzes (LMBG) kosmetische Mittel mit erfrischender, desodorierender und geruchsmarkierender Wirkung. Es sind alkoholische (Ethanol, Isopropylalkohol), wäßrig alkoholische oder auch wäßrige Lösungen von ätherischen Ölen (Menthol, Thymol, Eucalyptol, Eugenol, Anethol u. a.), Drogenauszüge, Antiseptika, Süßstoffe und kapillaraktive Substanzen. Die bakteriostatischen, teilweise bakteriziden Eigenschaften ätherischer Öle in bestimmten Konzentrationen sind bekannt. Sie können unterstützt werden durch Zugabe geeigneter Anti(mikro)biotika, wie z. B. p-Hydroxybenzoesäureester, Chlorhexidin(digluconat), 2,4,4-Trichlor-2-hydroxy-phenylether, quarternäre Ammoniumverbindungen, Vancomycin® (-Hydrochlorid), Metronidazol (Trichromonacide®), jedoch ist deren Wirksamkeit in starker Verdünnung zumindest umstritten. Nur den pharmazeutischen Mundwässern, im Gegensatz zu den aromatischen, wird ein antiseptisch-therapeutischer Wert beigemessen.

Da desinfizierende Maßnahmen im Bereich der Mundhöhle wegen der Störung des oralen ökologischen Gleichgewichtes abzulehnen sind und sie darüber hinaus keine nachhaltige Wirkung haben, sollte bei den Bemühungen um Beseitigung des Foetor das Bestreben dahin gehen, dieses Gleichgewicht durch Aktivierung natürlich vorhandener Abwehrsysteme zu erhalten. Aus den Resultaten der Untersuchungen über die Entstehungsmechanismen des Mundgeruchs (vgl. 3.) kann geschlossen werden, daß drei schwefelhaltige Aminosäuren (Cystein, Cystin und Methionin), jede für sich, auf spezifische Art und unter typischen Bedingungen, für die schwefelhaltigen Komponenten in der Atemluft und die Prägung des Foetor verantwortlich sind.

Da einerseits Mikroorganismen beim Ablauf des proteolytischen Putrefaktionsprozesses eindeutig beteiligt sind, es sich andererseits bei den flüchtigen geruchsbildenden Substanzen in der Atemluft um sehr typische und leicht nachweisbare (vgl. 3.2.) niedere Verbindungen der Thiolgruppe handelt (CH_3SH, $(SH_3)_2$, $(DCH_3S)_2$, einschließlich CS_2 und H_2S), liegt – in Anbetracht des Wirkungsmechanismus des Speichellactoperoxidasesystems (vgl. 4.2.3.) – die Annahme auf der Hand, daß auch hier (durch die modernen Zubereitungsformen der Lebensmittel und Ernährungsgewohnheiten bedingt) die Beeinträchtigung der oralen Abwehrsysteme über eine der Kariesprozeßhemmung analoge Aktivierung zu korrigieren ist.

Tatsächlich zeigten eigene Untersuchungen (*Rotgans,* 1981), daß durch Aktivierung des Speichellactoperoxidasesystems mittels einer AG/GO-haltigen Mundspüllösung die Speichelhemmstoffbildung *verstärkt* und so die putreszierende Aktivität der betreffenden Mikroorganismen unterbunden wird. Gleichzeitig bindet dieser Hemmstoff, chemisch unterstützt durch das Spülen mit dem experimentellen Mundwasser, die (schon mikrobiell gebildeten und/oder anderweitig bzw. andersartig entstandenen) schwefelhaltigen Speichel- und Atemluftsubstanzen.

Eine Auswahl entsprechender Aufzeichnungen des von uns entwickelten gaschromatographischen Analyseverfahrens mit Porapack Q-Säule und Flammenionisationsdetektor ist in den Abbildungen 8 und 9 wiedergegeben.

Die Peaks dieser Aufzeichnungen zeigen eine imponierende Konzentrationssenkung, insbesondere von Dimethylsulfid, Schwefelkohlenstoff und Methylmercaptan, sowohl bei Probanden mit hoher als auch niedriger Nüchternspeichelkonzentration.

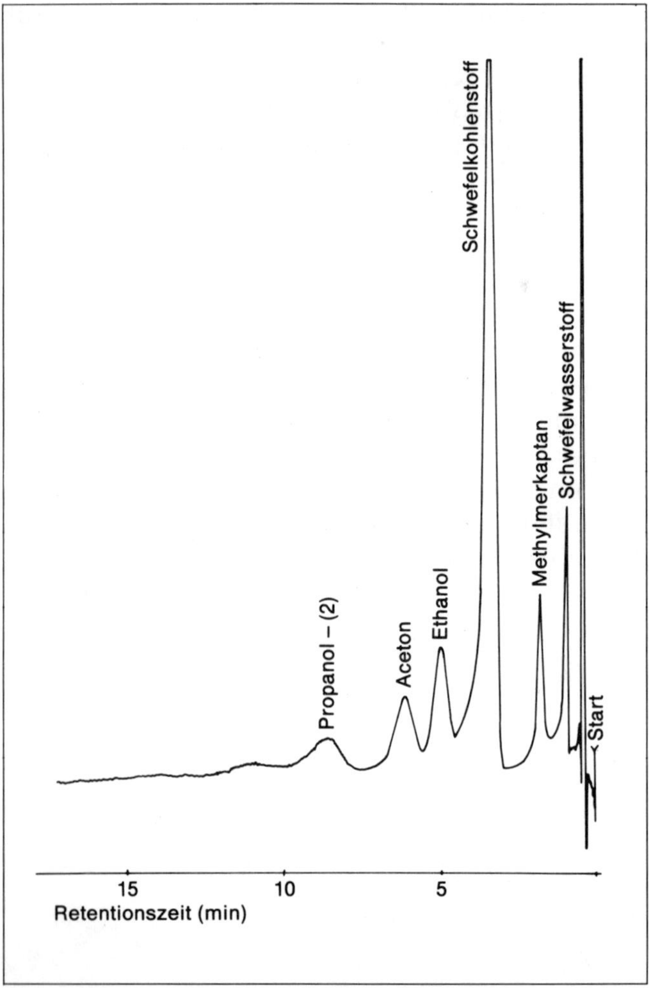

Abb. 8a *Typisches Gaschromatogramm einer Speicheldampfraumanalyse von einem Probanden (G) mit relativ hohen Nüchternspeichelkonzentrationen (Entnahmetag x)*

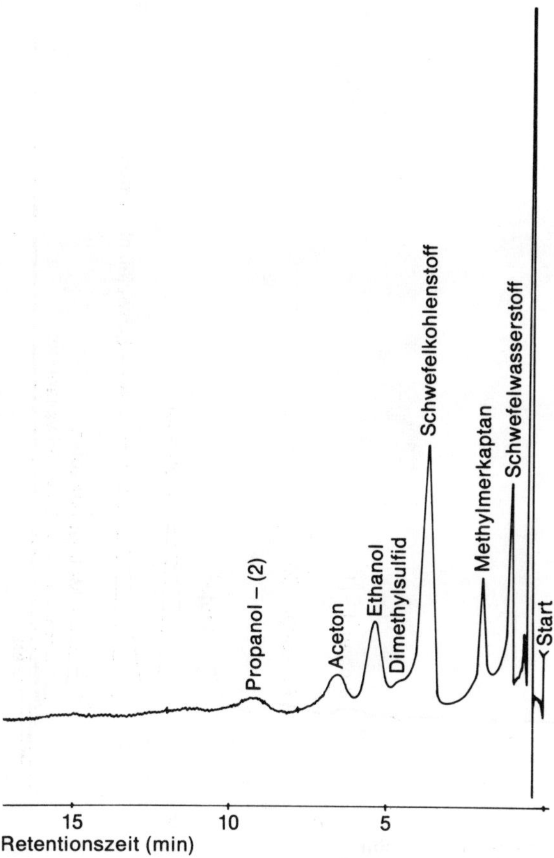

Abb. 8b *Vgl. Abb. 7a, 1 Stunde nach dem Spülen mit einer enzymhaltigen (fluoridfreien) Mundspülung (Entnahmetag x)*

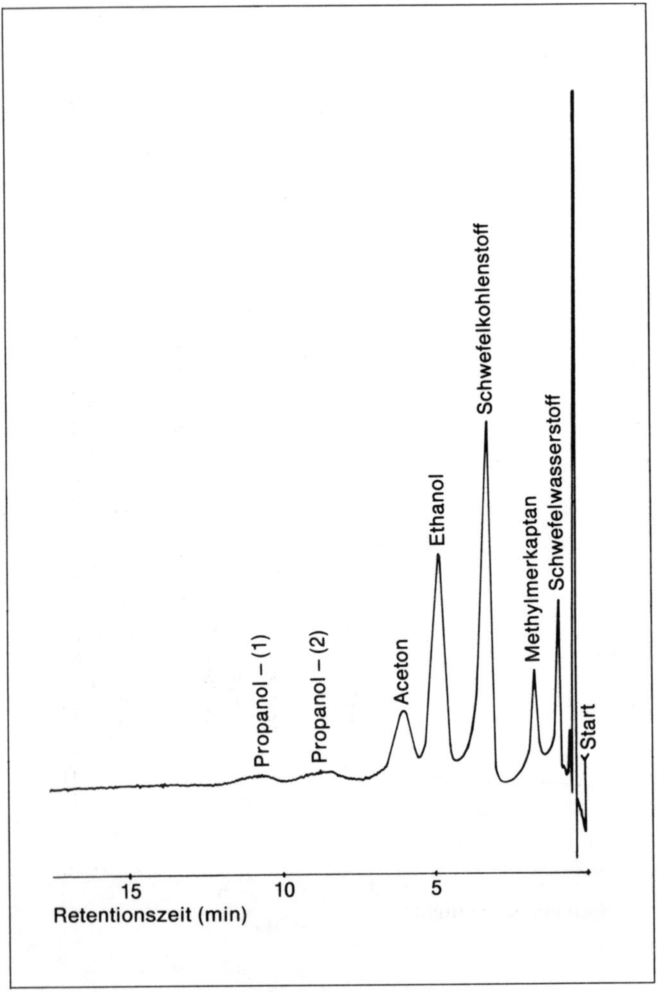

Abb. 8c *Vgl. Abb. 7a (Entnahmetag y)*

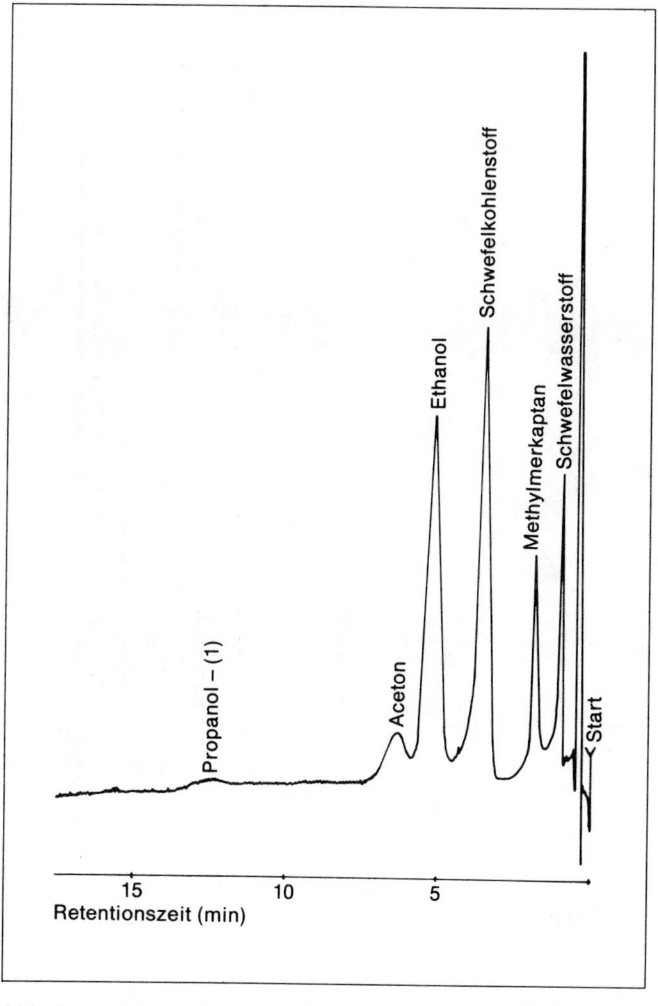

Abb. 8d *Vgl. Abb. 7c, 1 Stunde nach dem Spülen mit einer enzymhaltigen (fluoridfreien) Placebospüllösung (Entnahmetag y)*

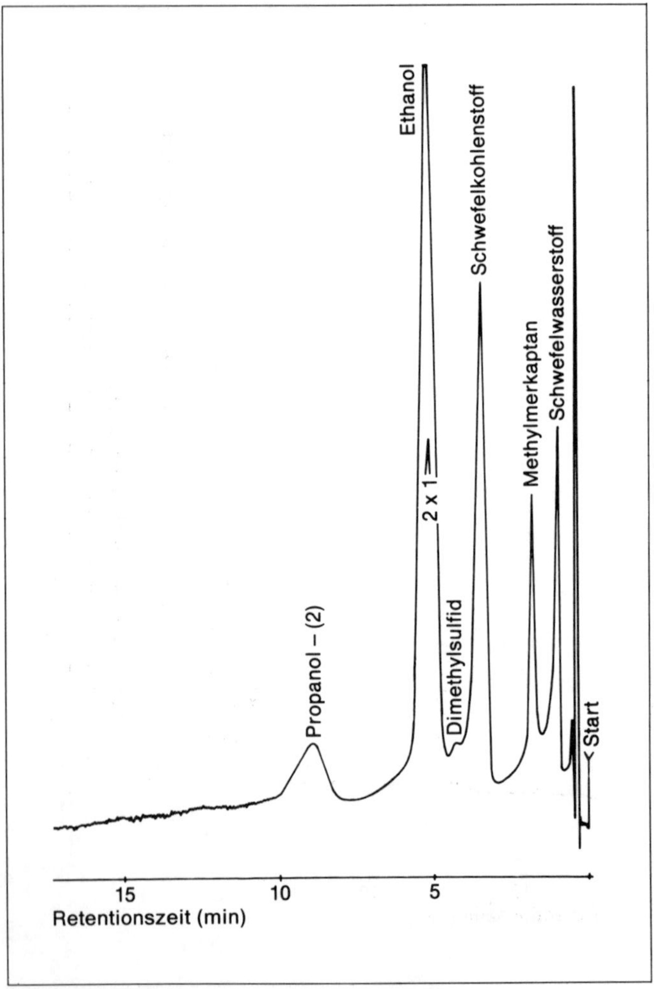

Abb. 9a *Typisches Gaschromatogramm einer Speicheldampfraumanalyse von einem Probanden (H) mit relativ niedrigen Nüchternspeichelkonzentrationen (Entnahmetag xx)*

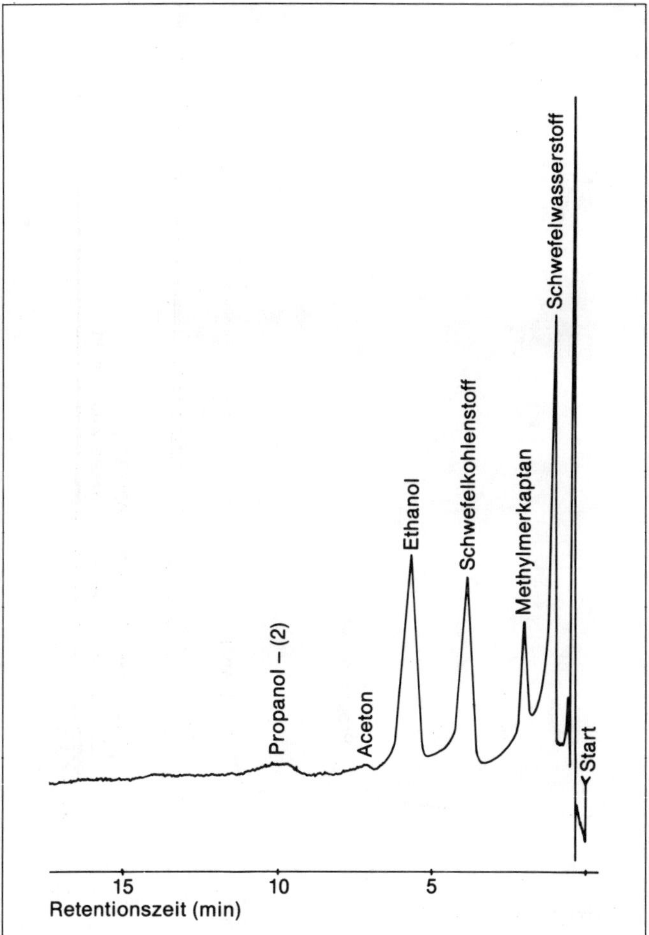

Abb. 9b *Vgl. Abb. 8a, 1 Stunde nach dem Spülen mit einer enzymhaltigen (fluoridfreien) Mundspüllösung (Entnahmetag xx)*

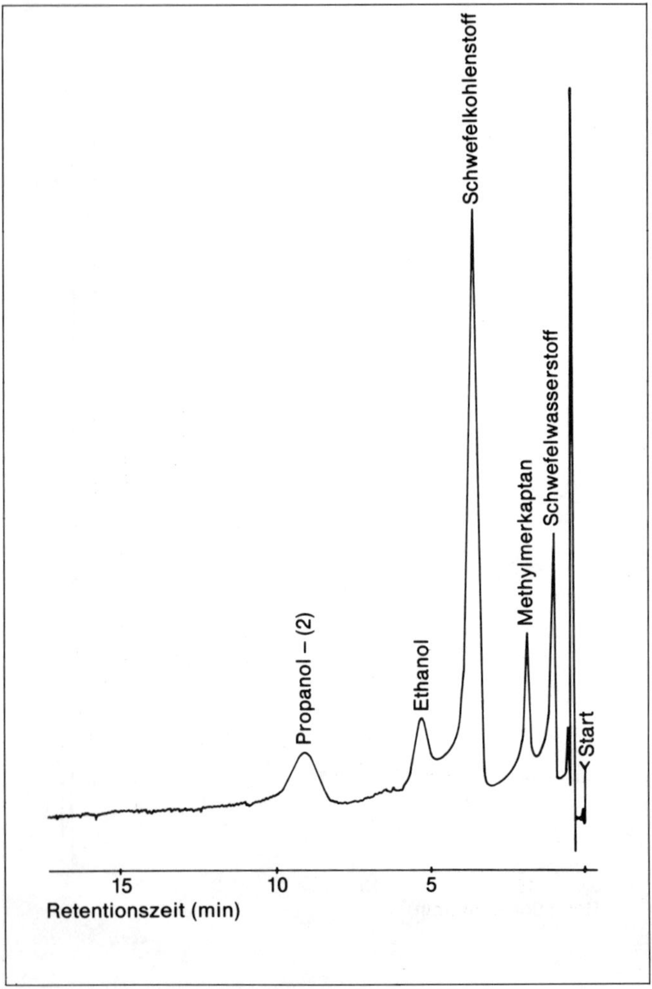

Abb. 9c *Vgl. Abb. 8a (Entnahmetag yy)*

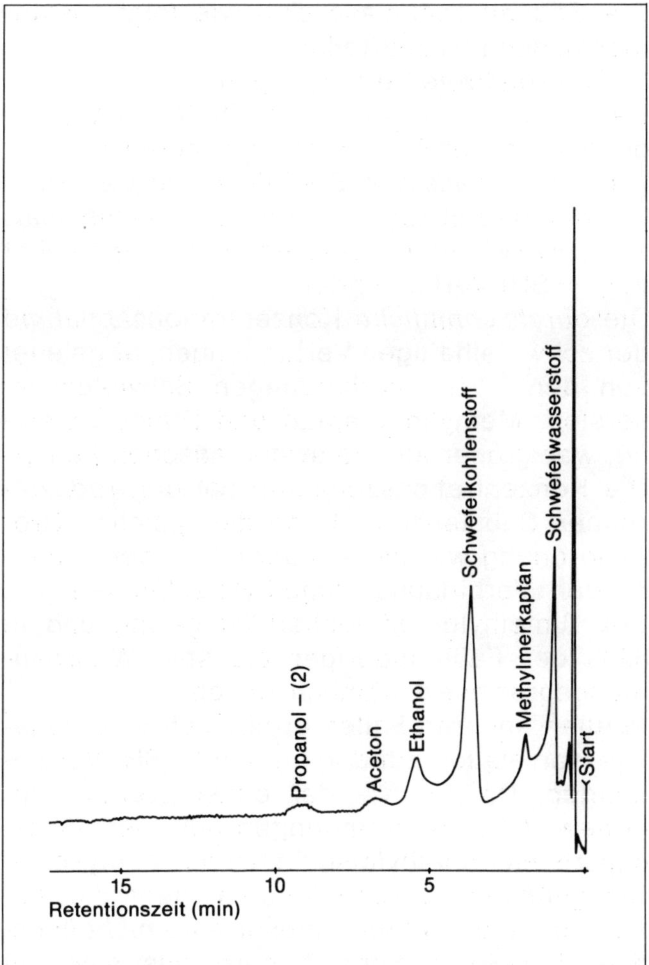

Abb. 9d *Vgl. Abb. 8c, 1 Stunde nach dem Spülen mit einer enzymhaltigen (fluoridfreien) Placebospüllösung (Entnahmetag yy)*

Die Gesamtergebnisse sind wie folgt zusammenfassend zu beurteilen:

1. Schwefelfreie Verbindungen:

Bei *keiner* der nicht schwefelhaltigen Verbindungen Ethanol, Aceton und Propanol -(1) und -(2), war eine *zufallsfreie* Beeinflussung der Speicheldampfraumkonzentrationen nachweisbar.

2. Schwefelhaltige Verbindungen, abgeleitet von (–SH)-Verbindungen:

Die *durchschnittliche* Konzentrations*abnahme* der schwefelhaltigen Verbindungen, abgeleitet von den (–SH)-Verbindungen Schwefelwasserstoff, Methylmercaptan und Dimethyldisulfid, war größer als die systematischen Fehler. Die Konzentrations*zunahme* bei den *reduzierenden* Substanzen ist von der gleichen Größenordnung wie die *Abnahme* bei der *oxidierenden* Verbindung Dimethyldisulfid (–S–S–). Der Dimethyldisulfidgehalt ist gering und in 62% der Fälle niedriger als sein Wahrnehmungsgrenzwert, nämlich 15 ppb.

In allen anderen Fällen ergibt sich eine negative Korrelation mit den beiden (–SH)-Verbindungen. Da *nur* 5% der quasi „verschwundenen" (–SH)-Verbindungen aus Methylmercaptan als Dimethyldisulfid bei der Analyse zurückgefunden werden können, liegt die Annahme nahe, daß 95% dieser eine *nicht* flüchtige (R-S-S-CH_3)-Form haben, was sich mit der Wirkung des vom Lactoperoxydase-System gebildeten Hemmstoffes durchaus befriedigend erklären läßt.

3. Übrige schwefelhaltige Verbindungen:
Bei den übrigen schwefelhaltigen Verbindungen, Dimethylsulfid und Schwefelkohlenstoff, ließ sich ein sehr *schwacher* Trend im Sinne einer konzentrationssenkenden Wirkung erkennen.
Schwefelkohlenstoff war *sehr schwer* einzuordnen, nicht zuletzt weil seine Herkunft nicht eindeutig zu klären ist. Es könnte sich bei ihm aber durchaus um ein Zwischenprodukt bei der Lactoperoxidase-Hemmstoffbildung handeln.
Zusammenfassend kann festgestellt werden, daß im Gegensatz zu den üblichen Mundwässern, die einen *nachteiligen* Einfluß auf die Ökologie der Mundhöhle und ihre Abwehrsysteme haben, das *von uns* entwickelte Enzymsystem Amyloglucosidase/Glucoseoxidase *nachweisbar* das Speichel-Lactoperoxidase-System reaktiviert und somit eine reduzierende Wirkung auf den Mundgeruch ausübt.
Es ist uns dadurch im Hinblick auf Karies *und* Mundgeruch ein prophylaktisch und therapeutisch wirksames Mittel an die Hand gegeben.

5 Zusammenfassung

Foetor ex ore und Halitosis repräsentieren als Mund- bzw. Atemgeruch ein breites Ursachenspektrum. Es reicht von Prozessen in der Mundhöhle (Zahnsystem, Speichelsekretion, Zunge, Lippen und Mundschleimhäute) über Erkrankungen der mit der Mundhöhle in Verbindung stehenden Nebenhöhlen und Organe, bis zu solchen der Respirationsorgane, des Digestionstrakts, des Urogenitalsystems, des hämatopoetischen Systems, Stoffwechselstörungen, Störungen im Vitaminhaushalt und Einwirkung von Fremdstoffen (z. B. Nahrungsbestandteile und Medikamente).
Aus der Studie über die Rolle der oralen Mikroorganismen bei der Entstehung von Foetor ex ore geht die Bedeutung verschiedenster proteolytischer Prozesse hervor; aus schwefelhaltigen Aminosäuren entstehen vor allem Schwefelwasserstoff und Mercaptane.
Dieses Phänomen, in Verbindung mit eigenen Versuchsergebnissen einer enzymatischen Kariesprophylaxe, war Anlaß zu Überlegungen, Foetor ex ore durch Aktivierung des Speichel-Lactoperoxidasesystems zu beseitigen.

Es konnte gezeigt werden, daß im Gegensatz zu den üblichen Mundwässern, die einen nachteiligen Einfluß auf die Ökologie der Mundhöhle und ihre Abwehrsysteme haben, das von uns entwickelte Enzymsystem Amyloglucosidase/Glucoseoxidase nachweisbar das Speichel-Lactoperoxidase-System reaktiviert und somit eine reduzierende Wirkung auf den Mundgeruch ausübt.

6 Literaturverzeichnis

Berg, M., Burrill, D. Y., Fosdick, L. S.
Chemical studies in periodontal disease. III. Putrefaction of salivary proteins. J. dent. Res. 25, 231 (1946)

Brening, R. H., Sulser, G. F., Fosdick, L. S.
The determination of halitosis by use of the osmoscope and the cryoscopic method. J. dent. Res. 18, 127 (1939)

Burket, L. W.
Oral medicine – Diagnosis and treatment. J. B. Lippincott Co., Philadelphia/Toronto 1971, S. 182–185

Cole, M. F., Arnold, R. R., Mestecky, J., Prince, S., Kulhavy, R., McGhee, J. R.
Studies with human lactoferrin and Streptococcus mutans. In: Microbial aspects of dental caries (H. M. Stiles, W. L. Laerscha, Eds.). Spec. Suppl. Microbiol. Abstr. 1976, Vol. II

Conkle, J. P., Camp, B. J., Welch, B. E.
Trace composition of human respiratory gas. Arch. envir. H. 30, 290 (1975)

Fleming, A., Allison V. D.
Observations on a bacteriolytic substance (Lysozyme) found in secretions and tissues. Brit. J. exptl. Pathol. 3, 252 (1922)

Frostell, G., Söder, P.-Ö.
The proteolytic activity of plaque and its relation to soft tissue pathology. Int. dent. J. 20, 436 (1970)

Hoogendoorn, H.
De controle van onze mondflora bij het ontstaan van caries. Suiker, Suikerstichting Nederland 5, 19 (1978)

Hoogendoorn, H.
De regulering van de mondflora door het speeksel. In: Tandheelkundige preventie en haar wetenschappelijke basis (Hrsg. K. G. König, H. Hoogendoorn). Akzo Dental Research in samenwerking met Intec bv., Veenedaal 1979, S. 62–66

Kleeberg, J.
Halitosis. Z. Allgem. Med. 47, 764 (1971)

Kleine-Natrop, H.-E.
Die Häufigkeit des unangenehmen Mundgeruches und ihre Beziehung zu Geschlecht und Alter. Z. Hygiene 142, 129 (1955)

McNamara, R. G., Alexander, J. F., Lee, J.
The role of microorganisms in the production of oral malodor. Oral Surg. 34, 41 (1972)

Richter, V. J., Tonzetich, J.
The application of instrumental technique for the evaluation of odoriferous volatiles from saliva and breath. Archs. oral Biol. 9, 47 (1964)

Rotgans, J.
Foetor ex ore – Zusammenhänge zwischen dem Lactoperoxidase-Thiocyanat-Wasserstoffsuperoxid-System und Mundgeruch. Habilitationsschrift Tübingen 1981

Stewart, R. D.
The use of breath analysis in clinical toxicology. In: Essays in toxicology. Academic Press, New York 1974, Chap. 5

Sulser, G. F., Brening, K. H., Fosdick, L. S.
Some conditions that affect the odour concentration of the breath. J. dent. Res. 18, 355 (1939)

Tonzetich, J.
Direct gas chromatographic analysis of sulphur compounds in mouth air in man. Archs. oral Biol. 16: 587 (1971)

Tonzetich, J.
The uptake and metabolism of 35S-labeled volatile sulphur compounds by putrescent saliva. Biochem. Med. 7, 52 (1973)

Tonzetich, J.
Production and origin of oral malodor. A review of mechanism and methods of analysis. J. Periodont. 48:13 (1977)

Tonzetich, J., Catherall, D. M.
Metabolism of 35S thiosulphate and 35S thiocyanate by saliva and plaque. Archs. oral Biol. 21, 451 (1976)

Tonzetich, J., Eigen, E., King, W. J. Weiss, S.
Volatility as a factor in the inability of certain amines and indole to increase the odour of saliva. Archs. oral Biol. 12, 1167 (1967)

Tonzetich, J., Johnson, P. W.
Determination of sulphhydryl, disulphide and total sulphur content of saliva. J. dent. Res. 51, 282 (1972) Abstr. Nr. 940

Tonzetich, J., Ng, S. K.
Reduction of malodor by oral cleansing procedures. Oral Surg. 42, 172 (1976)

Tonzetich, J., Richter, V. J.
Evaluation of volatile odoriferous components of saliva. Archs. oral Biol. 9, 39 (1964)

Wit, G. de
Foetor ex ore. Ned. T. Geneesk. 110, 1689 (1966)

Zwisler, O.
Zur Immunisierung gegen Karies. Kariesprophylaxe 2, 39 (1979)

7. Sachregister

B

H

T